脳内復活

The Ancestral Mind

脳科学がたどりついた「幸福」の原点

ハーヴァード医科大学助教授
グレッグ・D・ジェイコブス［著］
Gregg.D.Jacobs

山下篤子［訳］
Atsuko Yamashita

PHP

THE ANCESTRAL MIND

by

Gregg Jacobs

This edition published by arrangement with Viking Penguin, a member of Penguin Group (USA) Inc., through The English Agency (Japan) Ltd.

いつも、喜びと驚きと魅惑を感じることを思いださせてくれる子どもたち、
ローレンとアンドルーに。
そして、我がきょうだいナンシーのなつかしい思い出のために。

目次

脳内復活
脳科学がたどりついた「幸福」の原点

装丁——清水良洋（Push-up）

第一部

〈考える心〉と〈太古の心〉

序章　〈太古の心〉の発見

今日、お金で買えるものを眺めてみると、私たちが過去のどんな世代よりもいい暮らしをしていることに疑問の余地はありません。

それなのになぜ、私たちはしあわせではないのでしょう？

便利なものや遊び道具がこんなにたくさんあって、贅沢品もたくさんあるのに、なぜ毎日の生活に満足を感じられないのでしょうか？　なぜ、結構な暮らしをしている中流の人たちが、いろいろな言い方でくどくどと、「自分のための時間がない」と愚痴をこぼすのでしょう。なぜこんなにも多くの人たちが、日々「やるべきことが多すぎて」、「たえまないプレッシャー」にさらされていると言うのでしょう。

私たちはなぜ、こんなに欲求不満で、たえずストレスを感じているのでしょうか？

私は世界でも指折りの心身医療機関で働く精神医学者として、もしあなたがこのような問題を感じているなら、それは「思いすごし」ではないと言えます。心身医学という分野ができて三〇年たった［アメリカの］データによれば、医療機関を訪れる人たちの受診理由の七五から九〇パーセントはストレス関連の健康問題であり、アメリカの産業界は、長期欠勤、医療費、生産性の低下などの面で、控えめに見ても年間一五〇〇億ドルの負担をこうむっています[1、2]。

睡眠障害。消化器系の不調。頭痛。不安。うつ。怒りや敵愾心《てきがいしん》。アルコール依存や薬物濫用。心疾患。一日二四時間、週七日の稼働体制を誇る豊かなハイテク文化には、このようなストレス関連の病状が蔓延しています。たいていの人はこうした不調を一つか二つ、あるいはもっとかかえていますし、ストレスの症状が慢性化して、それがまたストレスのもとになっている人もたくさんいます。

いまアメリカでは、販売量の多い薬の一位から四位までをストレス関連の薬が占めています。具体的には潰瘍の薬、高血圧の薬、精神安定剤および睡眠剤、抗うつ剤です[3]。国全体の消費金額は、睡眠剤だけでも実に六億五〇〇〇万ドルにのぼります。四〇〇〇万人のアメリカ人が処方薬を濫用し、精神安定剤や覚醒剤や鎮痛剤を常用しているのです[4]。通信革命がもたらした地球規模のネットワークがありながら、逆に自分自身とも、ほかの人たちとも、この世界とも、つながりが希薄になっていくように感じられるのは、現代の社会生活の大きな皮肉です。だれともつながりがないと感じるその孤独感が、慢性的な不安を引き起こしているのです。物を所有し、消費し、何かを達成することばかりが中心になった忙しい生活のなかで、人生から何かが失われ、心の幸福が無視されていると、多くの人が感じています。

その結果、心が不安定になって健康や幸福感がそこなわれ、疲労を感じ、人生の意味をどうやって見いだせばいいのかわからなくなっているのです。今日ではプロザック［ＳＳＲＩ系の抗うつ剤。アメリカでは気分や意欲を高める薬として広く流通している］がビタミンになり、テレビが精神安定剤になり、人生から単純な喜びが失われてしまったことが、ありふれた苦しみのもとになっているのです。

現代の不老治療

私は、この悲惨な状況を変えていくための処方箋をもっています。この本で紹介したいと思っているのは、心の幸福を高め、病気を減らし、ストレス関連の症状をやわらげ、現代社会に見られるストレス関連の死因に対抗するためのプログラムで、とても変わったプログラムですが、効果があることは科学的に実証されています。

このプログラムは賢い食生活をする、まじめにしっかり運動をするといったタイプのものではなく、実行すれば実際に気分がよくなり、すぐに結果があらわれるアプローチ法です。そして、続けていくうちに、多くの人が失ってしまった生活の喜びを取り戻すことができます。それは心身をコントロールし、健康に害のあるネガティヴな情動を最小限に抑え、人生を豊かにするポジティヴな情動を増進する精神状態を生みだすことによって達成されます。

もし、そのような心の平安や幸福感を増進させる仕掛けが、今日の社会で開発されて、特許でしっかり守られていたとしたら、発明者は大金持ちになっているでしょう。しかし実際は、そのような恩恵のみなもとは、人類社会そのものよりも古いのです。生活を改善するのに、新しい何かを採用する必要はありません。ごみごみと騒がしいテクノロジー中心の現代生活のなかで失われてしまった、古い強力なメカニズムと再び接触するだけでいいのです。

そして何よりすばらしいのは、そのメカニズムが、私たちの内部にあるということです。それは私たち自身の、無視され、見下げられてさえいる一部分です。私はそれを〈太古の心〉と呼んでいます。

私たちはみな、〈考える心〉という脳の部分をよく知っています。それは意識にのぼる合理的な部分、情報の処理や問題の解決にあたり、日常生活を送るうえで全般的に役立つ部分であり、西洋文明の基盤となって、今日の物質的な快適さをもたらした部分です。しかし恩恵をもたらす一方で、ストレスの大部分に責任があるのも、〈考える心〉とその産物なのです。しかも具合が悪いことに、現代社会のありかたは、〈考える心〉だけが私たちの心だという信念にもとづいています。私たちにはもう一つ別の部分があり、そこと接触することによって安心感や心のバランスが得られるという事実が見失われているのです。

〈考える心〉がのしあがって支配権を握り、〈太古の心〉が打倒されたのは、人類の歴史と同じくらい古い話ですが、四〇〇年ほど前に、歴史は新たな段階に入りました[5]。それはフランスの哲学者、ルネ・デカルトが、有名な「我思う、ゆえに我あり」という言葉を発したのとほぼ同じ時期です。西洋は「理性の時代」に入り、産業革命が生みだされ、それを基礎として、今日の私たちが知っている現代世界ができました。

物質的な進歩をとげたその過去四〇〇年間のあいだに、事実や数字、スプレッドシートやタイムカードといったものよりも感性やイメージに精通する、より直観的な〈太古の心〉が、しだいに片隅に追いやられてしまったのです。

これからお話しするように、〈太古の心〉は意識的アウェアネス（意識にのぼる気づき）のすぐ下に存在します。〈考える心〉とともに脳のなかにあり、〈考える心〉とは別個の、しかし関連するシステムとして働いています。〈太古の心〉は、脳の言語以前の部分であり、感じることを通して私たちを導き、意識的・合理的なプロセスによってではなく、情動［情動の定義は一様ではないが、本書では、刺激によって誘発される身体的・生理的な反応と定義されている］によって行動することを動機づける部分です。〈太古の心〉は理性よりも経験的知識を頼りにし、物事の「全体像」をとらえます。そしてしばしば、「すべての断片を一つにまとめる」本能や直観を通してあらわれます。また、子ども時代の記憶や、遠い昔の集合的・進化的な記憶の貯蔵庫でもあります。したがって〈太古の心〉は、智恵と喜びのみなもとであり、ストレスの時代にしっかりとした接地《グラウンディング》をもたらしてくれます。しかし、もっとも重要なのは——そして、この本の議論の中心となるのは——〈太古の心〉こそ、私たちの基本的な心身の幸福に気を配る役割をつねに担ってきた部位だという点です。それは、何百万年という人類の歴史を通してずっと、〈考える心〉が登場してスポットライトのあたる場所を占める以前から、〈太古の心〉の仕事だったのです。

　ここでお断りしておきたいのですが、進化的に古い部分を取り戻すことを私が勧めているのは、何も、植物の根や実を食べて草ぶきの小屋に住む生活に戻ろうと言っているのではありません。また〈太古の心〉は、頭にビーズや羽根をつけ、実在しない空想の過去を美化する男がでっちあげた、わけのわからないメタファーではありませんので、その点も安心してください。私がこの本に書いた〈太古の心〉のモデルは、ハーヴァード医科大学の主要な教育研究機関の一つであるベス・イスラエル・ディーコネス病院での一五年間を含む、過去二五年間の私自身の研究や臨床経験にもとづいています。〈太古の心〉という概念は、ニューエイジの修養会やチベットの僧院でできたのではなく、神経科学、心理学、心身医学における近年の発見を統合することによってできあがったのです。

この研究で私を一番わくわくさせるのは――そして、この本を書く気を起こさせたのは――ここ何年かで、〈太古の心〉の働きを説得力をもって詳細に示すのに十分なデータが、ついに出揃ったという事実です。長いあいだ世間的な智恵、フロイトの理論、逸話的な結果といったあいまいな「データ」のなかに埋もれていた、人間の隠れた部分の働きを、いまでは実験研究室で観察することができるのです。この別個のシステムにどんな神経路が関係しているかを説明することもできますし、システムに含まれる構造が機能しているところを磁気共鳴画像で示すこともできます。

これまでの心身医学は、二つの基本的な方法論をもっていました。一つは、〈考える心〉を訓練して、「ストレス反応」を誘発するネガティヴな思考を断ち切るか、少なくとも最小限に抑えるようにするという方法です。ストレス反応とは、不安を感じているときに私たちを襲う一群の生理的反応です。もう一つは、ハーバート・ベンソン博士が「リラクセーション反応」と名づけた方法を用いて、そうした不健康な反応が身体におよぼす影響を回避するか、少なくとも緩和するというやり方です。どちらもきわめて効果的な方法です。本書の後半で、この二つをもとにした方法をいくつか、〈太古の心〉と関連づけながら説明します。

しかし本書の主たる目的は、心と体の結びつきについて新たに解明された、高度な知識にもとづいたアプローチによって、そうしたレパートリーをさらに向上させることにあります。〈考える心〉を静め〈太古の心〉と再び結びつくことを可能にするその知識は、身体から脳へ、意識から無意識へ、そしてネガティヴな情動や病気を防ぐという考え方から、ポジティヴな情動や健康を促進するという考え方に焦点を移します。そのような焦点の移動には、非常に理にかなった進化的な背景状況があります。

心のなかで進行しているのは意識的アウェアネスだけではないという考えを、現代で初めて明確に述べた人たちの一人はジグムント・フロイトでした。しかし彼が使った「無意識」という概念には、抑圧された衝動に対する暗いこだわりがありました。フロイトを生みだしたのと同じ、束縛の厳しいヴィクトリア朝時代の世界は、ロバート・ルイス・スティーヴンソンの『ジキル博士とハイド氏』も生みだしました。一つの体に宿る二つの心（合理的で高潔な心と、動物的な激しさが脈打つ心）をテーマにしたこの小説は、理性が尊ばれ、合理的な表面の下にあるもの――情動や直観や謎めいたもの――が恐れられるようになった経緯を、典型的にあらわしています。確かに〈太古の心〉は、〈考える心〉と同じ場所に宿り、〈考える心〉とやりとりをもちながら、まったく独立に働くことができます。しかし決して、抑制する必要のある激情の巣窟ではありません。〈太古の心〉が働いている状態は次のようなときです。

●子どもが、めくるめく驚きにひたりながら、おもちゃで遊んでいるとき。その子はおもちゃをそれ自身としてとらえ、有用性、用途、ほかのものとの関係といった点からとらえてはいません。遊んでいるあいだは、時間や自己感を意識することなく、おもちゃに完全に没頭しているので、その子にとって、そのおもちゃは自分と同じように生きています。

●**初対面の人と話しはじめてすぐに、なぜだかわからないが、相手に嫌悪感をもつとき。**あなたはその人の声の調子や表情、身体言語などを無意識に知覚して、相手が心にもないことを言っているのを直観的に感じとります。

●**ハイカーが足を止め、雪を頂いた山々をピンク色やオレンジ色に染める夕日を眺めているとき。**圧倒的なその光景にすっかり注意を引かれて、〈考える心〉のたえまないおしゃべり（内部のモノローグ）が静まります。考えているのではなく、ただ「いる」この状態においては、アウェアネスが「いまこのとき」と融合し、自己意識の境界が消えます。ハイカーは、時を超越した、自分より果てしなく大きい何かと一体化し、その一部になったように感じます。

私はこの本で、〈太古の心〉をくわしく紹介したいと思っています。〈太古の心〉が存在することを示す科学的証拠。〈太古の心〉にアクセスするためのいろいろな方法の裏づけとなる根拠。健康を増進するだけでなく、活力をよみがえらせ、集中力を高め、究極的には意義のある喜びに満ちた生活をもたらす、〈太古の心〉のパワーとのつながりを復活し、それによって人生を向上させる方法。それらを、くわしく説明するつもりです。

過去三〇年間にわたる心身医学の研究では、ほとんどの研究者が、脳ではなく身体に焦点をあてて、ストレスに対するホルモン応答などの現象や、不安のような精神状態を探究してきました。しかし、一九八〇年代初期に大学院に入った私は、「心身医学のテクニックは、脳そのものに対していかに治療効果を発揮するのか」という問題のほうに、より強い関心をもっていました。私はすでにそれまで四年間、ある病院のバイオフィードバックの研究室で、頭痛、胃腸障害、不安などのストレス関連の健康問題を軽減する仕事を経験していました。大学院を修了したあとは研究の対象を広げ、ハーヴァード医科大学付属のディーコネス病院で不眠症の心身治療、ハーヴァード医科大学小児病院の行動医学クリニックでは、バイオフィードバック法やリラクセーション療法を用いて、青少年のストレス関連の病気（慢性疼痛、過敏性大腸症候群、大腸炎、頭痛など）を治療する仕事に従事しました。

その後、何年か研究と臨床の仕事を続けているあいだに、〈太古の心〉でおこなわれている無意識の情動処理を確証する所見や、〈太古の心〉が健康な心身の相互作用を促進する神経路と直接につながっていることを示す証拠がしだいに増えてきました。そして私は、〈太古の心〉の主要な進化的機能は昔からずっと、喜びなどポジティヴな情動を誘発するものごとに向かって私たちを導くことだったのだと、はっきり理解したのです。そのような情動は、私たちの健康と幸福の中心をなすものであり、したがって生存そのものにとって重要なので、それらを経験しようとする生得的な動因が、自然淘汰によって備えつけられたのです。ところが現代では、私たちが〈考える心〉を偏重し〈考える心〉によって拘束されているために、また〈太古の心〉から疎外されているために、その自然な性向が妨げられているのです。

今日の世界で、この二つの心がどんな役割を果たしているかをつぶさに見てみると、痛ましい矛盾に気づきます。多くの人が、〈考える心〉がもたらす物質的な恩恵に浴しながら、心の充足、心の平安を得られないでいるというアンバランスです。しかもグローバル経済は、そのような〈考える心〉の「恩恵」をすべての人に広げようとしています。世界中のあらゆる文化を同じ時計にしたがわせ、古来の伝統的な家族や村に背を向けさせ、物質的な進歩という〈考える心〉のもっぱらの関心事を信奉させようとしているのです。

私はけっして、高い生活水準を目指すのがいけないと言いたいわけではありません。私が懸念しているのは、もし物質的な進歩が、最後に残った〈太古の心〉の痕跡さえもすべて排除して、〈考える心〉の専制を拡大することを意味するなら、人類はどうなるのだろうか？　ということです。二つの心をもっとうまく統合することを学ばないかぎり、未来の展望は、何十億という人たちがストレスと疎外感を抱えながら、自分を健康にもしてくれず満足もさせてくれない消費財の山の上に座っている図でしかないでしょう。私たちはみなそろって、〈太古の心〉とその価値に対し、〈考える心〉の育成にこれまで払ってきたのと同じくらいの投資をはじめなくてはなりません。

現在の生活を改善し、充実した未来を目指したいのであれば、思考と情動、〈考える心〉と〈太古の心〉のバランスをうまくとり、現代の生活が強いるネガティヴな情動への偏りを是正して、ポジティヴな情動との均衡を保たなくてはなりません。人間は抽象的な理屈だけで生きているのでなく、情緒をもった生きものであり、健康を維持するために直接的な生活体験を必要とします。これは科学的に解明された事実であり、私たちはそれを十分に理解する必要があります。〈考える心〉を一時的に静かにさせると、遠い祖先が何百万年にもわたってそのなかで進化した、精神世界との重要なつながりを再びもつことができます。私たちはそのようにして、かつては親しかったが離れ離れになってしまった賢い友と再びつながりをもつように、心の状態としてはるかに健全な、〈太古の心〉との接触を取り戻す必要があるのです。

その選択は、「二者択一」ではありません。〈太古の心〉は、〈考える心〉の有害な性質とつりあいをとり、それを緩和するものであって、〈考える心〉に置き換わるものではないからです。したがってハイテク社会に生きながら（実際にそれ以外の選択肢はあまりないでしょう）、その一方で、〈太古の心〉の治癒力に触れる生活を送ることができます。しかしそれでも、人間の心はテクノロジーに追いついていないという事実は残ります。私たちがいま生きている世界は、私たちの心がそこで暮らすようにデザインされた世界とはまったく違います。その葛藤が私たちを疲弊させているのです。

この本を読み終わるまでに、あなたは〈太古の心〉にアクセスしてそのパワーを活用するのに必要な知識と技法を自分のものにすることができるでしょう。本書では、私たち自身の古い部分である〈太古の心〉との接触を取り戻すためのテクニックを、生活のなかにとりいれやすい、簡単なかたちにして紹介しています。〈太古の心〉とのつながりを取り戻すと、日常生活の深い次元に到達することができ、それによって次のような結果が得られます。

- ●ストレスや不健康な心身の相互作用に対処する能力が高まる。
- ●心臓血管系の病気、不眠症、慢性疼痛、胃腸障害などが改善される。
- ●日常生活をいきいきと元気よく過ごせる。
- ●セルフ・アウェアネス（自己への気づき）、内面的な強さ、自己評価が高まる。

このようなテクニックを実践すると、副次的な効果として、〈考える心〉が落ち着いてすっきりし、日常での注意力や集中力も高まります。したがって、〈太古の心〉とのつながりを取り戻すと、全般的な健康状態や生活状態を改善できるのと同時に、問題解決、創造性、実行性、生産性などの精神面においても、潜在能力を最大限まで引き出すことが可能になります。私は読者のみなさんに、新たなレベルの意識につながる扉を開く鍵を見つけてほしいと願っています。自分の心がもつ能力を最大にいかし、自己実現に向かって進むことを可能にする鍵を見つけてほしいのです。

第1章

〈考える心〉という暴君

〈考える心〉の際限ないおしゃべりがストレスを増大させる

聖書の記述は、原初の時代の完璧な楽園の話からはじまります。人間はその楽園を占有し、そこにあるものはなんでも自由に食べていました。ただ一本の特別な木、正邪がわかるようになる知恵の木の果実をのぞいては。私たちはこの話の結末を知っています。人間はその実をかじり、エデンの園から追放されました。人間は多くの面で進歩を続けますが、かつてのように平和な生活は二度と戻らず、人生はもはや楽園ではなくなってしまいました。

ひょっとすると「知恵の木の果実を食べる」とは、自己意識のある〈考える心〉の誕生を指すメタファーだったのではないでしょうか？

『フロー体験　喜びの現象学（*Flow: The Psychology of Optimal Experience*）』の著者、

ミハイ・チクセントミハイは、私たちが失った「楽園」という考えを心理学的な観点から次のように述べています。

自己内省的な意識が発達する前の、原初的な人間の条件は、内的な平和が保たれ、それがときおり空腹や痛みや性衝動や危険によって乱されるという状態だったにちがいない。満たされない願望、落胆、孤独感、欲求不満、不安、罪悪感などは、おそらくあとから心に侵入してきたものであろう。これらは意識の誕生の暗い面なのである[1]。

多くの研究者は、私たちが純真さを失うもとになったと思われる自己意識の誕生に関与した主要な触媒として、言語の進化と、言語を記録するための文字をあげています。言語は、おそらくいまから三万五〇〇〇年前あたりに進化したと考えられていますが、文字ができたのはわずか八〇〇〇年前のことです。

言語は、次にあげるような、〈考える心〉に関連するあらゆる活動に不可欠の媒体です。

●意識的な気づきと内省

●分析的、抽象的な推論
●未来のプラニング、予期、予測
●問題解決とスキルの学習

意識的な気づきの道を進んでいくには、境界を定めて概念を確立する、なんらかの方法が必要です――それがなくては、自己と非自己を区別することさえできません。それは言葉の基礎的な機能の一つです。物や状況を既知か未知か、認識可能か不可能か、有用か無用かというふうにカテゴリー化することは、言語によって可能になりました。しかし言語はそれと同時に、私たちの世界を言葉のふるいにかけ、それによって意識に制限をかけました。意識の一部としての言語能力には、何かが一つの単語として具体的に表現されたとたん、その言葉が、その事物そのものをフルに経験することの代わりになってしまうというマイナス面があります。直接の経験が失われると、私たちは生き生きした実世界から隔絶されてしまいます。世界とじかに接触せずに、それを表す言葉と接触するだけになってしまうのです。

ジュリアン・ジェインズは著書『神々の沈黙―意識の誕生と文明の興亡（*The Origins of Consciousness in the Breakdown of the Bicameral Mind*）』のなかで、人間に自己意識が生じたのは、文字の誕生よりも新しく、およそ五〇〇〇年前の青銅器時代になってからであると論じています[2]。それ以前には「私」という感覚はなかった、というのがジェインズの見解です。そして彼は、〈考える心〉の内的なモノローグを初めて体験した古代の人びとは、それを神の声、あるいは精霊からの呼びかけとして聞いたのだろうと推測しています。

自己意識のある〈考える心〉が登場すると、人間は環境を根本的につくり変えることができるようになりました。〈考える心〉が出現する前は、人間の進化の道筋は自然淘汰で決まっていました。自然淘汰は、生物体が他の個体と競合しながら生存、繁殖する能力を低下させる特性を取り除き、それによって生物種の進化を方向づけるメカニズムです。〈考える心〉は、私たち人間が、この自然淘汰の外に大きく踏み出すことを可能にしたのです。人間は学習や根本的な革新を通して自然を支配し、みずからの運命を掌握する存在となったわけですが、それには大きな犠牲がともないました。そのように支配権を握ったために、しつこい不安などの「不適応な」特性（人間の病気や不幸の原因になる特性）が多数生じる余地ができてしまったのです。

歴史学者のヘンリー・フランクフォートは、文明化以前の人間の状態は、環境と一体化した状態だったとみなしています[3]。私たちの遠い祖先は、いろいろな動物や木や岩の姿をした精霊や神々と交流していました。そこには主観と客観の区別はありませんでした。古代の人間は周囲の世界にじかにどっぷりと浸り、その局外に立つことがなかったので、外見と実在は識別のつく別個の現象ではなく、夢やビジョンが普通の生活上の出来事と同じくらいにリアルだったのです。

トマス・ムーアは著書『日常生活に魔力を取り戻す（*The Re-Enchantment of Everyday Life*）』のなかで、彼が統括的存在と呼んでいる、かつて私たちを導いていたものについて、次のように書いています。

何世代も前の人びとは、天使や悪魔、妖精や幽霊について語る、神聖で詩的な知性をもっていたが、私たちはその叡智を忘れ、事実や数字の魅力にとらえられている。祖先は世界を固有名詞で理解していたが、私たちはそれを分析的な記述のみで認識する。祖先は自然や事物のパーソナリティを強く実感していたので、私たちが無生物とみなすものに、何の苦もなく名前や顔をあたえることができた。そればかりか、岩や川や山や森のなか、あるいはその付近にひそんでいる、具現化した精霊を想像することさえできた[4]。

〈太古の心〉はこのような背景のなかで、何百万年、何千万年という長い期間をかけて進化したのです。

〈考える心〉はみずからを自然から切り離し、私たちをうながして、自分を個人としてとらえさせました。この展開そのものは本質的に悪いことではないのですが、「自己」がほかのあらゆるものと切り離されたということは、経験に「参加」せず経験を「観察」するという行為がはじまったということを意味します。私たちはこの「主観／客観」の区別を確立する過程で、ものごとを有用性や目的という観点から、自分や、自分の不安や、過去や未来に関係づけてとらえるようになり、実在するものを本当に見たり感じたりすることはなくなりました。ものごとをありのままに見るのではなく、言葉、思考、空想、先入観といった、ものごとをゆがませるベールを通して見るようになったからです。

本格的な言語能力をともなった意識が出現すると、〈考える心〉はほとんど切れ目のない内部のモノローグを実行することにより、〈太古の心〉に対して支配力を行使できるようになりました。一、二分目を閉じて自分の思考をただ観察してみると、あなたはたぶん、精神活動の流れがいとも簡単に、過去から未来へ、希望から不安へ、夢想から欲望へ、見解から計画へと、さまよってしまうことに驚くでしょう。東洋の瞑想系の伝統では、この定まらない心の傾向に「猿の心」というおもしろい名前がついていますが、この影響は非常に重大です。

内部のモノローグは私たちをいっそう自己意識的にするだけでなく、外界に対する知覚をくもらせて、意識の状態も変えてしまいます。私たちは日常の決まりきった仕事をしているとき、人生のもっともポジティヴな面にほとんど注意を払いません。あなたはこれまでに何度、仕事帰りに車を走らせながら、その日にあった会話や出来事について思い悩んでいたせいで、美しい夕日を見逃したことでしょう。私たちはしょっちゅう、いましていることから気をそらしてしまいます。料理をしているときは、夜にすべき家事のことをあれこれ考え、食べているあいだは、かけなくてはならない電話のことが気になります。ときには考えごとで頭がいっぱいになって、大切な人に話しかけられてもそれが聞こえなかったりします。私たちはその瞬間に「いる」すべを、忘れてしまったも同然なのです。

あとの章でくわしくとりあげますが、たえまない内部のモノローグは、ネガティヴな気分や感情の発生にも大きくかかわっています。〈考える心〉の際限のないおしゃべりは、私たちをいっそう不安にさせ、敵意や断絶を生んで、感情生活を脅かすストレスを増大させるのです。

私たちはなぜ時間にしばられてしまうのか

〈考える心〉の抽象的な推論が、私たちを自分自身から遠ざけてきた重要な道筋には、もう一つ、時間というものが分析、抽象化され、しぼりとられ、配給される消耗品にされてしまったという方向性があります。

かつてヘンリー・D・ソローは、時間とは「私が釣りに行く小川の流れ」だと述べました。頭のなかで時間を進め、まだ起こっていない事象を予見する、人間に独特の能力が、

〈考える心〉の大きな利点の一つであるのは疑う余地がありません。そのおかげで、未来の必要性を予期してプランを立てることができるからです。しかし、この認知のタイムラベルには大きな代償がともないました。ただ未来のプランを立てるだけにとどまらず、そのなかに生きてしまうことがあまりにも多いからです。私たちは意識が芽生えたそのときから、人生でもっとも大事なことは「大きくなったとき」に起きる、あるいは「子どもができたとき」、「昇進したとき」、「退職したとき」に起きると教えられます。「いまこのとき」の満足を追求するのではなく、いずれ開花する将来の幸福を期待して、そのためにがんばるように訓練されるのです。

車を運転しているときに自分が何を考えているか、あるいは仕事をしているとき、子どもと遊んでいるとき、食事をしているときに何を考えているかを客観的に観察してみると、たぶんあなたは、自分の精神生活がどれくらい未来についての思考で占められているかを知って驚くでしょう。私たちは一時間後、明日、来週、あるいは一年後に起こるものごとの果てしないリストを心にとどめながら暮らしているせいで、あまりにも多くの「いまこのとき」を見失っています。〈考える心〉が、たえず私たちを「いまこのとき」から引き離し、「いま」をほとんど排除してしまったのです。

〈考える心〉の未来指向は、直線的な合理性と結びつけられていますが、皮肉なことに、私たちを子どもたちよりも、動物よりも、不安な状態にしてきました。自分を未来に置いてみられる能力をもったために、新たな脅威ができてしまったからです。明日の締め切りから、来週の法廷審問、それにいずれやってくる死まで、ありとあらゆるものが脅威のもとになります。そのように、たえず何かを心配しているために、不適応な心的状態、すなわち慢性的な不安が引き起こされてしまうのです。

産業革命以前の社会では、時間の尺度が現在とはまったくちがい、時間そのものもまったくちがう意味をもっていました。一日のおもな区切りは夜明け、日中、日没で、いつまでが「日中」かという判断が一時間や二時間ずれたとしても、そこまできっちりしたスケジュールで起こることは何もなかったので、問題はありませんでした。一九世紀のトルストイの小説に、汽車に乗るためにやってきたロシアの農民たちが登場しますが、その農民たちは汽車がいつ来るのか、何日に来るのか、まったく知りません。ただ駅にやってきて、汽車が来るのを待っていたのです。

西洋社会では、時の計測が機械化されて、こうした気楽な融通性のあるやりかたに終止符が打たれました。修道院ではすでに中世から、祈りのスケジュールを立てるために、日時計や砂時計が使われていました。次いで教会の鐘の音が、音が聞こえる範囲の住民の活動の規律を整えました。商業の中心地が発達すると、公共広場の公会堂に大時計が設置され、町の住人はさらに細かい単位で時間を計れるようになりました。そして懐中時計やちの腕時計が登場して、時間の指示が個人的になり、内面化されました。どこにいようと、みんなが同じリズムにあわせて踊るようになったのです。

そしていまや、時間はまぎれもなく私たちの主人になっています。あなたは一日に何回、腕時計を見るでしょう——五〇回、それとも一〇〇回？　私たちの行動は、そのほとんどが時計の時間にもとづいていますが、それは、人間の心が長い年月を通して進化しながら組み入れてきた、自然で健康的なリズムではありません。この話は、あとで睡眠、休息、夢想に関する科学文献を検討するときにくわしくします。

このように不自然な時間へのとらわれから、私たちは一般に、たえず生産的でなくてはいけないと感じ、いま現在にどっぷりと浸ることができない、「忙しい病」にかかっています。時間が無駄になっている！　時間の浪費だ！　とにかく何かを「している（doing）」ことが賛美される文化ができてしまって、私たちはもはや人間（human beings）ではなく、human doingsになっているのです。

とにかくいつも忙しくして、生産的に見えるようにするという現象が出てきたのは、ここ三〇〇年間（進化的な時間で見ればほんの一瞬）のことで、産業資本主義が起きてからのことです。それが二〇世紀後半になってますます顕著になりました。ほんの一世代のあいだにオフィスの仕事のペースがどれほど変わったか、ちょっと考えてみましょう。「スネイル・メール」（従来の郵便）が標準的な文書通信の手段だった時代には、郵便で返事が来るまで、一週間、場合によっては一カ月も待たなくてはなりませんでした。ファクスが登場すると、その日のうちに返事が受け取れるようになりました。そしていまでは、電子メールが使える環境にあれば、「リアルタイム」で返事が得られます――コンピュータから離れる前に、もう返事がディスプレイ上にあらわれるのです。

このようなスピードは、プロジェクトをできるだけ速く進めたいときには、本当に有用です。しかし、自然な仕事の流れのやりとりは失われてしまいました。昔は、ある問題を処理し、書類や提案を送ると、ほかの仕事をしながら返事を待ったものです。その間に友人と昼食をとったり、早引けして子どもの学芸会を見にいったり、といったこともあったでしょう。

ところがいまでは、待ち時間というものはありません。ボールは即座にあなたのコートに返ってきます。つまり、何もかもが早急な対応をあなたに要求するのです。たとえあなたが、「ただちに」対処できる量をはるかに超える仕事をかかえていても。さらに悪いことに、あなたはそのペースにあわせるしかありません。ライバルも、上司や同僚も、みな同じ速さで走っているからです。「リアルタイム」で仕事をするというのは、実質的に言えば、いつでも仕事をしているということです。何もかもいましなくてはならないのですから。

電子メールは家庭生活にも侵入しはじめています。どこにでも持ち歩く携帯電話やポケットベルについては言うまでもありません。いまや状況は、劇場で、上演の前に携帯電話の電源を切るようにアナウンスしなくてはいけないところまできています――まるで、入口で銃を預かった西部の酒場のように。レストランや電車では、「電話可」の特別なエリアの設置が試みられていますが、けたたましい呼出音や大きな話し声はまだそこらじゅうにあふれています。

　現代の世界は、公的な時間を凝縮するだけでなく、個人的な時間をもつ機会や内省の機会をすべて排除する方向にも向かっているようです。まるで静かな時間を過ごしたり独自の考えをもったりすることが、抑圧しなくてはならない破壊活動であるかのように。〈考える心〉の範囲におさまりきらない、自分自身の一部分を自覚するための時間や空間をもつことについては、どうでしょうか？　私たちはそれが何を意味するかを、ほとんど忘れてしまっています。西洋世界では、そのような概念を指す名称さえ考案されませんでした。まして、それが私たちの健康にとってなぜ重要かを説明する生理学を理解しようとする努力など、なおさらあったはずがありません。

〈考える心〉が専制に乗り出す以前には、星を見ているだけでめまいを感じるような、夜空の無言劇を眺める時間がありました。木の葉を揺らす風の音が夢を誘うときには、たとえ昼間であっても、それに応えるだけの時間がありました。仕事の要求はつねに厳しいものでしたが、少なくとも自然の生命のリズムにしたがっていました。種まきのあとには収穫があり、そのあいだにはたくさんの祝祭がありました。そして婚礼などの祝い事は何日も続きました[5]。そのすべてが、自分の子どもや、生地や、家に近いところで行われ、休養や気晴らしや、社会生活に適合するための時間になっていました。ところが一八世紀になると、このモデルが変化して、時間や労働に対する姿勢が今日のような方向性をとりはじめました。イギリスでは、労働という近代的な概念ができた初期の産業化の時代には、村人たちを工場で働かせるために強制的に土地から立ち退かせなくてはなりませんでした。自分を生命のリズムから切り離して機械のリズムに適合させることなど、だれも望んでいなかったからです。私たちの幸福を促進するという役割を担った〈太古の心〉は、そのような生活様式の危険性を認識していたのです。

お金と幸福との関係

産業化経済がはじまっておよそ三〇〇年が経過した（そして脱産業化経済がはじまった）今日、「幸福はお金では買えない」という古い格言はまだ口先だけの賛同を得ていますが、〈考える心〉は、そんなことは気にかけていないらしく、私たちのアイデンティティはしだいに、所有しているものに即して規定されるようになってきています。

ハーヴァード大学の経済学者で、『浪費するアメリカ人—なぜ要らないものまで欲しがるか（The Overspent American）』の著者でもあるジュリエット・ショアは、充足と有形財を手に入れることを同一視する、「新しい消費主義」という現象について書いています[6]。私たちは広告宣伝と国際競争にペースを設定されて、いつのまにか、お金を稼いでは使い、また稼いでは使うというくり返しにおちいっています。それに、どんどんお金を使って買いこむために、従来にも増してせっせと働かなくてはなりません。いまやアメリカ人は、日本を除くどの国よりも多くの時間を仕事にささげています。今日では共働きの家庭が標準的になってきていますし、共働きの夫婦を対象にしたある研究によれば、労働にあてる時間は過去二〇年間で週あたりほぼ七時間も増えています[7]。

ひょっとすると、「幸福はお金では買えない」という古い格言の影響力さえも、まったく消えてしまっているのかもしれません。ある全国調査によれば、何があれば生活の質が向上すると思うかという質問に対して、「お金がもっとあればいい」、それも、たくさんあればあるほどいいという回答がもっとも多かったそうです。大学の新入生二五万人を対象にしたある調査では、回答者の七五パーセントが、経済的に豊かになることはきわめて重要、あるいは必須であり、大学に進学する重要な理由は収入を多くするためだと答えています。将来の目標としてあげられた一九の項目のなかで、一位を占めたのは経済的に豊かになることで、意義ある人生哲学をもつ、人の役に立つ、家庭を築くといった目標はそれにおよびませんでした[8]。

ところが、ある大学の卒業生八〇〇人を対象にした調査によれば、これと同様の価値観を表明した人たち（親友をもつことや、満ちたりた結婚生活よりも、高収入や職業上の成功、名声を選ぶという人たち）のほうが、自分自身を「かなり」あるいは「非常に」不幸だと思っている割合が、ほかの同窓生に比べて二倍も高いという結果が出ています[9]。ロチェスター大学およびノックス・カレッジの心理学教授であるリチャード・ライアン博士とティム・カサー博士が近年に実施した研究でも、裕福さをもっとも重要視している人たちは、そのほかの人たちに比べて、不安や抑うつを経験する率が高く、幸福感が低く、行動上の問題や身体的な問題が大きい傾向が見られました[10]。裕福であることそのものが問題なのではなく、裕福さを主眼にした人生を生きることが問題なのです。お金や物的財産のような外在的な目標は、しあわせな暮らしに欠かせない〈太古の心〉の要素や、社会的関係などの大切な事柄や、自分自身とうまくやっていく能力から私たちを切り離してしまいます。

心理学者のデイヴィッド・マイヤーズと同僚のエド・ディーナーは、主観的な幸福感と裕福さの関係を調べ、それを次のようにまとめています――食べ物や住居といった基本的に必要なものは快適な生活に欠かせないが、生活必需品を購入できるレベルに到達すると、それ以上に裕福さのレベルが上がっても、それが幸福度におよぼす影響は驚くほど少ない。マイヤーズとディーナーは、「富は健康に似ているらしい。なければ困るが、あるから幸福だとは言えない」と表現しています[11]。マイヤーズによれば、自分はとても幸福だと回答する人の数は、この四〇年間でやや減少しています[12]。彼は、『アメリカン・サイコロジスト』誌に掲載された論文のなかで、私たちアメリカ人は二倍豊かになったが、幸福度は増していないと指摘し、離婚率は二倍に増え、一〇代の自殺は三倍に、暴力事件はほぼ四倍になり、抑うつの割合も一〇代の若者や若年成人を中心に急増していると述べています。今日の若年成人を祖父の世代と比べると、育ちははるかに裕福で、幸福度はやや低く、抑うつになるリスクはずっと高いのです。マイヤーズは、この物質的な繁栄と社会的な後退との結びつきを「アメリカン・パラドクス」と名づけ、現代のアメリカン・ドリームは、「生命、自由、および幸福の購入」になったと結論づけています。彼はこのようなとらわれを「アメリカの緑化」と呼んでいますが、ここでいう緑はおなじみの環境の「緑」ではなく、「グリーンバック」〔米ドル紙幣。裏が緑色なのでこのように呼ばれる〕を指しています。

本書の目的は、経済的な野心を問題にすることではありませんが、いまや定説になっている医学的な事実を無視することはできません。それは、〈太古の心〉にとって重要なことがら、すなわち、しっかりとした社会的絆や利他主義などから逸脱すればするほど、そして〈考える心〉の外在的な目標（お金など）のためにがんばればがんばるほど、その人の幸福はもろくなるという事実です。

常に選択が迫られる時代

〈考える心〉にもとづいた西洋社会は、個人主義によって繁栄しています。しかし個人主義にあまり高い価値を置きすぎると、人と疎遠になり、それどころか自分自身とも疎遠になってしまうおそれがあります。個人主義に額面以上の価値を置いている私たちは、経歴のためにいそいそとみずからを追い立て、人や場所との関係を断って、職業上の地位向上を求めます。

私たちの生活の構造的な基盤はどんどん変わっています。実際、仕事や家族の性質も、ジェンダーの役割に関する想定も、たった一世代で変わりました。ずっと一つの会社に勤めあげ、規定の退職年金をもらうというのは昔の話です。拡大家族はもちろん、ときには核家族でさえ、昔に比べれば日々の生活に不可欠ではなくなりました。筋金入りの保守主義者を別にすれば、女性が職場に、男性が家庭にいる機会がこの三〇年間に増えたことをだれもが歓迎していますが、この変化もストレスをともなわないわけではありません。こうした全体的な変化のために、大勢の人が少なからず混乱し、方向性を見失い、社会的に孤立しています。

スワスモア・カレッジの心理学者、バリー・シュウォーツ博士は、現代生活では、たえまない変化によって引き起こされる断絶と同様に、選択肢も過剰になっていると考えています[13]。近頃、電話をとりつけようとした人なら、きっと同意してくれるでしょう。三〇年前なら、「電話会社」に連絡してプランを選べばそれですみました。ところがいまではだれもが、長距離電話の会社や携帯電話の会社から勧誘の攻勢を受けています。スターバックスでコーヒーを注文するときはどうでしょうか？　あるいはどこかで紅茶を注文するときは？（「紅茶はダージリン、イングリッシュ・ブレックファスト、カモミール、ピンク・スパイス、トゥッティ・フルッティ、シークレット・シンがございますが」）。レストランでサラダを注文するときは？（「ドレッシングは、フレンチ、ロクフォール、ランチ、クリーミー・イタリアン、それに当店のスペシャル・ドレッシングがございます……ドレッシングは先にかけてよろしいでしょうか？　それとも別におもちいたしましょうか？」）。もはや何事も単純にはいきません。

配偶者選びに関する宗教的、民族的、ジェンダー的なバリアも、職場のジェンダー・バリアと同様に、急速になくなりつつあり、歓迎されています。しかしラトガーズ大学およびラトガーズ医科大学の心理学者、ロバート・ウルフォークとポール・レーラーが指摘しているように、現代生活にあるたくさんの選択肢には、それ相当の責任がともないます[14]。たとえば私たちは、どこに住むか、どんな職業につくか、結婚するかしないか、子どもをもつかもたないか、早くもつか遅くもつか、伝統的な育児方針で育てるか、それとも非伝統的な方針をとるかなどを、昔よりも自由に決めることができます。それに結婚も離婚も、以前より簡単にできます。〈考える心〉はこのような選択肢を提示するだけでなく、たとえば多くの夫婦が経験するように、出産を先送りにすると決めると不妊の問題が出てくるような場合に、技術的な解決策をもちだして私たちを誘惑します。夫婦はそこでまた選択をしなくてはなりません――体外受精、卵子提供などたくさんの面で。しかもそのような救済方法は、かならずしもうまくいくとはかぎりません。費用の問題ももちろんありますが、もろもろの精神的苦痛のために離婚にいたってしまうことも多いのです。

人類の歴史上初めて、多数の人びとが次元の高い選択に関して制約のない人生を送れるこの新時代に、抑うつの割合が爆発的に増えているという事実は、ちっとも意外ではありません。数えきれないほどの選択をする責任が重くのしかかって、人を精神的にさいなむのです。

情報の時代

遠距離通信やメディアやコンピュータは、すでにお話ししたように、時間の所有という点でマイナス面をもっていますが、それだけではなく、空間的な境界もゆがめて、私たちを混乱させます。

世界中のどこにいるどんな人とでもオンライン通信ができるということには、空の旅やグローバル経済と同様に、多数の利点があります。しかしながら、ほとんど瞬時に、なじみのない文化や人びとや考えかたにさらされると、すばやくそれに順応しなくてはならず、それがストレスのもとになるのも事実です。この現象は、言わばカルチャー・ショックの形をとった時差ぼけです。

日々、世界中のあちこちから流れこんでくる情報の量だけでも、人をストレスで押しつぶすのに十分です。ウルフォークとレーラーが指摘しているように、わずか三〇〇年前までは、博学な人であれば、一人の人間が、知る価値のあることをすべて知ることが可能でした。一九四〇年代には、たとえば心理学といった、一つの学問分野全体を一人の人間が知ることが可能でした。ところが今日では、知識が爆発的に増加しているために、ある分野のある小さな領域の重要な一部分だけでも、一人の人間が精通するのは不可能です。情報が生まれるスピードはあまりにも速く、二〇〇一年と二〇〇二年に生まれた情報だけでも、それまでの人類の全歴史を通して生まれた情報の量を上まわるそうです[15]。

もろもろのストレスに加えて、〈考える心〉が私たちをたえずネガティヴなニュースの攻撃にさらします。悪いことは、避けられない人生の一部ですが、最近までは、人びとが残虐な娯楽という形でそれに心を奪われるように仕向けられることはありませんでした。メディアがあまりにもたくさんの心配の種（殺人、大災害、テロリズムなど）を見せるため、私たちは、人生は本質的に恐ろしいものなのだと思うようになってきています。「ニュース」として通用しているものの多くは、不適切で、センセーショナルな、衝撃主導のものであり、それにアクセスできるテクノロジーとその背後にある経済的誘因がなければ、私たちの意識に入り込むことはなかったはずのものです。
『ボストングローブ』紙に掲載された一日分のニュースのサンプルをあげてみましょう。

土砂崩れで三人死亡
男性が通勤電車にひかれて死亡
女性が実母から折檻される
警官に追われた強盗が死亡
住宅が川に押し流される
単発機の事故でパイロットが死亡
鉱山の爆発で二人死亡
建設現場で溶接工が墜落死
犬がコヨーテに襲われて重体

この種の情報にたえずさらされることによって生じるストレスは、メディアとその危機心理が、人びとの不安感や怒りにつけこむことによって、ますます高くなります。ニュース産業の世界では、CNNやフォックスなど多数がたがいに競合し、傘下の地方放送局を増やし受信地域の範囲を拡大して、膨大な放送時間をつくりだしています。その時間は、報道価値のあるものがあろうがなかろうが、埋めなくてはなりません。「流血があれば報道する」という発想から、際限のない映像と情報が流されますが、それらは、私たちを私たち自身の生活――〈太古の心〉の守備範囲――から引き離し、私たちの目をスポンサーに引き渡すことを唯一の目的としています。その深刻な副作用として、現実が相当にゆがめられて報道されるのです。

テレビは、暴力についての誤った印象を〈考える心〉に向かって浴びせかけるのと同時に、きわめて実際的な方法で暴力行為の助長にも加担しています。テレビは、子どもが幼くて、まだ事実とフィクションを区別できない発達段階にあるときに、暴力があたりまえにあり、しかも強力に刺激的に描かれている世界について、重度にゆがんだ印象を生じさせます。研究が示すところによれば、わずか生後一四カ月の赤ちゃんでも、テレビで見た行動を取り入れます。そして幼い子どもがテレビで暴力行為を見る回数は、推定で年間一万回にものぼります。暴力犯罪をおかした若年男性の重罪犯のおよそ三分の一は、テレビで憶えた犯罪手法を意識的にまねたと自供しているそうですが、うなずける話でしょう[16]。

またメディアの映像は、もっと微妙なところでも不満を助長し、自己評価や対人関係をそこないます。進化心理学者のデイヴィッド・バスは、今日の私たちは、自分にはおよびもつかない、魅力あふれる美しさをもった人たちの映像を歴史上先例のない規模で見せつけられていると指摘しています[17]。そのような映像をたくさん見ることが、性的パートナーの数や質について無理な期待をもつことにつながっているのではないか、とバスは考えています。この考えは、魅力的な女性の映像を見せられた男性は、そのあと、いつものパートナーに対する傾倒度が低くなるという研究結果にもとづいています[18]。同様に女性も、ステイタスの高い男性の映像を見せられたあとは、いつものパートナーに対する愛着度が低くなります。また女性は、なみはずれて魅力的な女性の映像を見せられると、自分自身をあまり魅力的ではないと感じ、自己評価が下がります。羽振りのいい支配的な男性の映像を見せられた男性も、それに匹敵する自己概念の下落を示します[19]。

喜びはどうなってしまったのか

右にあげたような所見は、〈考える心〉とその驚異のテクノロジーが生みだしている状況が、〈考える心〉そのものに害をなし、〈太古の心〉を事実上無効にし、抹殺さえしていることを示唆しています。〈考える心〉の様式である抽象的な分析は、境界をつくってすべてを対象化する世界観の基盤になっています。それは、世界を「私／私ではないもの」に二分して知覚認識することをうながし、自己と他者の環境の違いや、分離や、隔絶をつねに際だたせます。そんな方向から人生にアプローチしていれば、罪悪感や不安や憤懣が出てきても不思議ではありません。

人間は神との関係を断って自己意識という閉鎖的な殻のなかにはいりこんだのだと、あらゆる宗教的背景をもつ神秘主義者や哲学者が述べています。自己意識や個人の自己を中心に置く姿勢が、個人の成長や、より高い真の自己との合一を通した、高いレベルの気づきの達成をじゃましているという考えも、多くの宗教に共通するところです。また東洋には、自己意識的な自我は本当の自己ではないとする基本教義をもつ宗教が多数あります。自我はそれ自身を一つの対象として知ることしかできませんが、「向こう」にあるその対象は、「このなか」にある自己ではありえません。

このわなから逃れること、すなわち個人の自己という牢獄からの脱却は、仏陀からキリストまであらゆる偉大な精神の師によって、もっとも高次の人間の経験として示されています。あとの章でとりあげるように、神秘的な忘我状態、「フロー」状態、あるいは恋愛などの真に満ちたりた体験の多くは、個人の自己を囲む境界が消え、ほかの何かあるいは誰かと融合するような感じがするという特徴をもっています。この自己感の拡大は、喜びの体験としても知られています。

私たちは〈考える心〉のために、たえず何かにとらわれているので、生きているという単純な喜びを体験することはめったにありません。私たちは、つねに何かの成功や獲得をめざし、ただ「いる」ということができなくなってしまっています。人生に浸るのではなく、〈考える心〉に浸っているのです。そして機械と向きあい、自然をコントロールし、ますます多くを生産することに費やす時間がどんどん増えていくにつれて、自分自身との断絶や、たがいの断絶をますます強く感じています。

科学と合理性に支配された世界観のなかで、説明や定量化の欲求そのものも、非理性的なものとみなされるようになってきました。私たちはその過程で、健全さの中心となるような、ほかの様式の生きかた——驚異や魔力や神性の体験——を徐々に、確実に失ってきたのです。

私たちの祖先は自分たちを、目的や意味をもつ宇宙の秩序の一部だと感じていました。ところがテクノロジーと物質主義をともなった〈考える心〉の出現によって、その世界観が根本的に変わってしまい、それに代わる、存在の意味についての明確な信念体系は何も残りませんでした。事実や数字は有用なリソースですが、確固とした哲学的な信念の基盤としては貧弱です。すべてを物質的な観点から説明しようとすると、人間性心理学者のエーリッヒ・フロムが「無気力、倦怠、人間の自動化、人生の枯死」と呼んだ、精神的空虚におちいってしまいます[20]。つまるところ私たちは、深刻かつ持続的な疎外感がもたらす存在不安とともに生きているのです。

〈太古の心〉はもっと智恵があります。意識よりも古い〈太古の心〉は、なぜここにいるかを問う必要がありません。説明のため、あるいは「もっと」のために奮闘することもありません。〈太古の心〉はただ「いる」だけなのです。

第2章 〈太古の心〉とは何か

あなたは、本当は何者なのでしょうか?

仮に、〈考える心〉の活動を停止させることができたとしたら、財産も仕事も、心配事や計画や義務も、はぎとって捨てることができたとしたら、そして果たさなくてはならない社会的な役割もすべて置き去りにすることができたとしたら、あとに何が残るでしょうか?

そこには、まだ人が残っているでしょうか? そのような心配事や計画や義務から切り離された「あなた」は、本当にいるのでしょうか? 現代生活のペースに遅れまいとして、たえず走り続けている一群の欲求や願望や欲望を超越した「あなた」は、本当にあるのでしょうか?

私たちはときおり、自分のなかにある、そのようなより基本的な存在をかいまみることができます。それは、たとえば性的な充足を感じるときや、宗教的な畏敬の念を感じるときに姿をあらわします。仕事中に直観がひらめいたとき、あるいは日常生活から遠く離れた壮大な自然のなかで深い共鳴とともにあらわれることもあります。残念なことに、何世紀にもわたって〈考える心〉に支配されてきたために、私たちは、かならずと言っていいほど、このようなおぼろげな感知を迷信の産物、空想的なばかばかしい考え、あるいは願望的思考として片付けてしまいます。しかしほんのこの数十年のあいだに、現代科学の研究がみずからの道を歩んだ結果として、大昔の民間伝承や霊的な伝統がたどりついたのと同じ結論に――私たちの奥深くには、何かを求めて邁進したり、先を見越したり、所有したりすることに関与する部分ではなく、ただ生きていることに関与している部分が実際に存在するという結論に到達しています。それが〈太古の心〉、すなわち感覚や情動や本能に直接結びついた部分であり、私たちの進化的な発展を何百万年にもわたって統括してきた部分です。

本章では、そのような現代の研究の成果の一部をてみじかに見ていきます。まず〈太古の心〉とはどんなものか、どんな仕組みで働くのか、それを理解するうえで重要な脳構造や生理的プロセスを紹介し、それから〈太古の心〉にアクセスするためにどんな方法があるかという話をします。そのような方法の詳細については、あとの章でとりあげます。専門用語を使わずに脳について論じるには、話を単純化する必要があります（皮肉なことに、これからあなたの〈考える心〉に訴えかけて、〈太古の心〉の価値や妥当性を納得してもらおうというわけです）。

まずは、私たちの脳がどのようにして現在のような脳になったか、その道筋をたどるのが、話のはじまりとしても、また全体像を把握するためにもベストだと思います。

人間の脳のなりたち

人間の脳は、私たちが知るかぎり、宇宙のなかでもっとも複雑な存在です。脳はさまざまな構造やシステムを通して働きます。それらの構造やシステムは、たがいに重なりあい、作用しあっています。ほんの少し違うだけであとはそっくりという複数の機能が並行して働いている場合もよくあります。また、本来なら一つにまとまって働くべきではないかと思える機能が、実際には別々の領域に割りふられている場合もあります。このような複雑さに加えて、脳は神経や化学的プロセスの大規模なネットワークを通して、全身にくまなく織り込まれています。

私たちの脳が複雑で、謎につつまれているのは、一つには、何百万年という長い年月にわたって起こった無数の小さな変化の産物として発達してきたためです。人類の生存を高めた変化はすべて、正規のプログラムの一部となって、すでに成功したものの上に積み重ねられました。自然淘汰による進化は、このように、ランダムな混合や組み合わせをしながら、一番うまくいくものとともに進んでいきます。

〈考える心〉と〈太古の心〉との違いを明確に知るために、人間の脳の三つの基本的な生理的レベルをざっと見ていくことにしましょう（よりくわしい脳の概要については、付録Aを参照してください）。

爬虫類脳――感覚と反応

私たちの脳のなかでもっとも古く、人類になるずっと以前から存在するのは、背骨の上の頭蓋基部に位置する脳幹という部位です。脳幹は、外界からの信号の受け取り、運動の開始、基本的な生命機能（代謝、心拍、呼吸など）の調節をしています。また生殖衝動、なわばり的習性、それに驚愕反射などの感覚運動反応の座でもあります。脳幹は、基本的な設計や機能がおよそ二億年前の爬虫類の時代にできたため、爬虫類脳とも呼ばれています。私たちの脳のこの部分は、大昔にワニやトカゲの頭蓋骨のなかで働いていた、そしていまも働いている脳と、本質的に同じなのです。

感覚に根ざした爬虫類脳は、遺伝的な指令によってプログラムされています。生物は、生命形態がさらに複雑に進化するにしたがって、この基本的なオペレーティング・システムの上に、より高度で融通性のある脳構造を発達させました。爬虫類が爬虫類のままとどまったのは、彼らがもっていたものをそのまま保持したからです。私たちが爬虫類脳として受け継いできたこの部位は、いまも依然としてワニの脳以上には、思考することも、情動とのつながりをもつこともありません。
〈太古の心〉との関連で憶えておくべき重要な面は、爬虫類脳は、感覚情報を利用して、体内の状態（内部の生理）を、刻一刻と変わる外部の要求（環境、機会、脅威など）に応じたものにするようとりはからい、動物としての基本的な生存を確実にすることを主眼としているということです。したがって爬虫類脳は「いま、ここ」に即しており、ただちに問題となることがらに関与しています。周囲の世界を歩きまわるのを可能にする自己感（本能的な自己）はありますが、自己意識はありません。経験の局外に立ってそれを観察するのではなく、経験と一体化しています。

　爬虫類脳は、感覚信号が入ってくると、必要に応じて代謝、血圧、ホルモン濃度などを調節します。爬虫類脳はその発達過程で、そのときそのときの外界の現実に適応するために必要な働きの一環として、おもに嗅覚に届く化学物質を手がかりに、ほかの生物の内部状態を検知する未熟な方法も発達させました。爬虫類脳はそうした原始的な

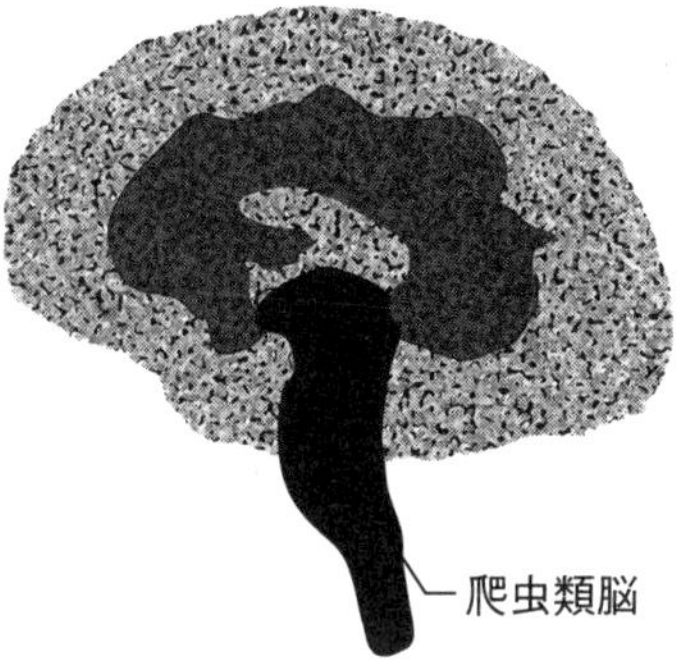

信号を、恐怖、攻撃性、交尾の欲求として識別することができます。そのような嗅覚信号は、たとえば「快か痛か」、「接近か退却か」といった明確な二者択一の選択肢として処理されます。

爬虫類脳は、脅威が知覚されると瞬時に起こる生理的反応の主要な場でもありますが、ストレス反応あるいは「闘争か逃走か」反応として知られるこれも、粗い二者択一の反応です。あとでまたくわしくとりあげますが、このような瞬時の反応は、命がけの闘争や逃走に備えて私たちを生理的にふるいたたせます。

哺乳類脳 ― 情動のつながり

爬虫類脳のまわりをつつんでいるのは、爬虫類脳よりも進化的に新しく、もっと精緻で高度な哺乳類脳です。人類にいたる進化の道筋でこの構造を備えた動物は、あらたに学習と記憶を獲得しました。学習も記憶も自然選択に導かれていることに変わりはありませんが、これによって本能的反応を微調整することが可能になり、したがって行動の融通性が大きくなりました。

哺乳類を決定づける特徴の一つは、子どもを産んで乳で育てることです。ワニの場合は母親が自分の子を食べることもありますし、卵からかえった子も事情が許せばさっさと自力でどこかに行ってしまいますが、哺乳類の場合は母と子がアタッチメント（愛着）を形

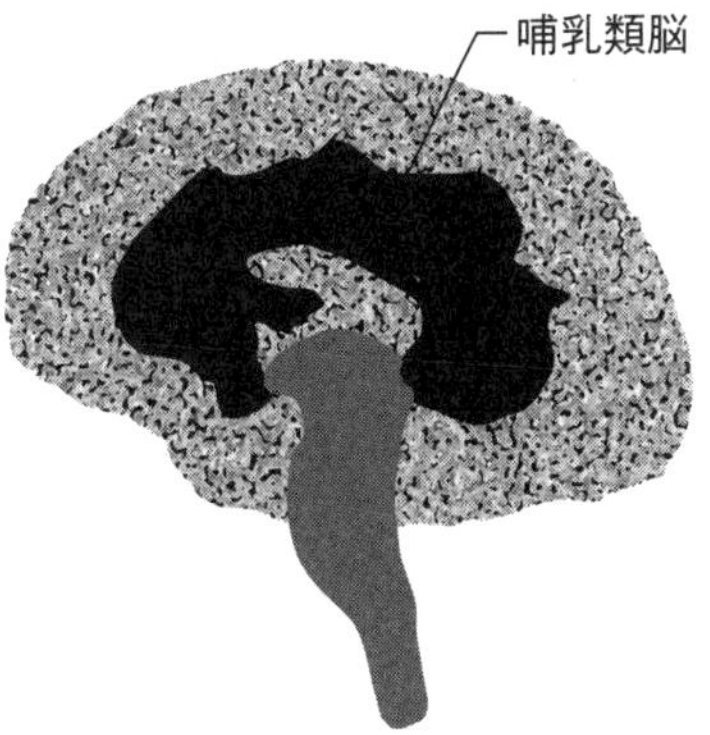

成し、親は子に対してはるかに大きな投資をします。哺乳類がみな絵本を読んで子どもを寝かしつけるわけではありませんが、母子の絆を形成するのは確かで、それには相手の内部状態についての情報をとりこむ能力を双方が備えていなくてはなりません。

　進化の歴史が哺乳類の段階に入ったのは、およそ五〇〇〇万年前とされていますが、このとき、爬虫類脳においては感覚刺激に対する粗い反応にすぎなかったもの（恐怖や性的覚醒など）が、「情動」になる道の第一歩を踏み出しました。授乳のような行為に何が要求されるかを考えてみると、内部状態についての非言語的な情報をやりとりする、より高度に発達した能力の重要性がわかるでしょう。子どもの安全を確実にするためには、母親と生まれた子どもの双方が、相手の存在を感知できて、一緒にいるときはやすらぎを、離れてしまったときはストレスを感じる必要があります。この、やすらぎ／ストレスの信号が母子に密着を余儀なくさせ、その密着の衝動が生存上の有利さをもたらすのです。

　つまり哺乳類脳は、爬虫類脳の本能的な自己に情動的な自己をつけ加えたわけです。進化的見地に立って、感情のないヘビのまなざしから、子馬をなめてきれいにしてやる母馬までの距離を考えれば、そこから人間がもつ感情の一式がそろうまでの道のりは、論理的な延長にすぎません[1]。

高等な哺乳類は、リーダーと追随者の階層がある群れで生活するので、「内部状態」を検知する能力に磨きをかけると、さらに大きな有利さが得られます。ライバルや競争者も、狩りのパートナーも、一緒に防衛行動をする仲間も、この情報のやりとりから恩恵を受けます。支配と服従、脅しと歓迎をあらわす適切なジェスチャーが、「ディスプレイ」行動として哺乳類の生理に組み込まれ、その後、内部状態の言語としてさらに微妙な感情が人類のなかに進化するころには、その情報と、表情を通した信号発信をつなぐ経路が発達をとげました。

今日のテレビドラマで見られるような情動はすべて、長い年月をさかのぼれば、生存するために知る必要のあることがらとの接触を維持しておくための単純なシステムに行きつきます。進化の段階を上がるごとに、メッセージや受信者や伝達者が複雑さの程度を増してきただけです。

ところが人類進化のもっとも新しい段階に、まったく別の伝達システムが生まれ、あまり頼りにならない場合がよくあるこのシステムに、認知という重要な情報がゆだねられました。

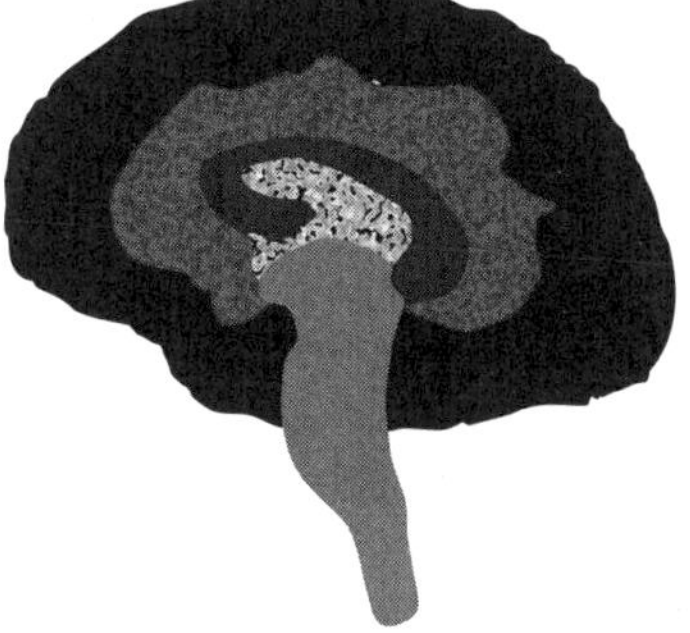

新皮質——抽象的な知覚

より原始的な二つの脳を包む脳の外層は、皮質として知られています。皮質は哺乳類の進化史の早い段階で誕生し、霊長類の出現とともに大きくなりました。人間は、ほかの哺乳類に比べて、もっとも新しく加わった、六つの層からなるこの「新皮質」が格段に大きく発達しています。新皮質も、世界についての情動的な情報処理に寄与しますが、新皮質に特有の守備範囲はプラニング、高度な問題解決、精巧な感覚・運動行動、それに言語です。これらはすべて、私たちの祖先が、何万年か前に獲得した能力です。私たちは新皮質のおかげで、アイディアをもち、シンボルを使い、想像することができるのです。

私たち人間は、新皮質が意識に寄与したときに〈太古の心〉と〈考える心〉の分かれ道を経験しはじめました。高度に特殊化された新皮質の機能が誕生して初めて、みずからの情動について語り、「自分の感情を感じる」ことが可能になったのです。そのような基本的なかたちの人間の意識から、〈考える心〉の基盤である直線的、抽象的、合理的な精神作用が生まれました。そして〈考える心〉は、自己を認識し、過去と未来にとらわれ、みずからを「主体」とみなし、それ以外のあらゆるものを、行為の対象としての「客体」とみなすようになったのです。

この状況をさらに複雑にした（そして、信頼性を低下させた）のは、〈考える心〉は、ただ外界からの信号を受け取るだけでなく、みずから信号を生みだして、独自の時間感覚や空間感覚や自己感をともなう独自の世界をつくりだすことができるという事実でした。爬虫類脳が純粋な感覚知覚を基盤とし、哺乳類脳が情動を基盤としているのに対して、新皮質は、〈考える心〉がみずからの知覚認識に反応して働き、予期と記憶と抽象的概念をつなぎあわせた独自版の現実をつくりあげることを可能にします——これらはすべて、現代の自己意識を特徴づける「内部のモノローグ」に寄与しています。

〈太古の心〉はどこにある？

さきほどお話しした生理学の観点から見ると、〈太古の心〉は脳内の一つのレベルに宿っているわけではありません。解剖学の授業で、教師が図のなかのある一つの構造を指して、「ここが〈太古の心〉の座です」と言うことはありえません。情報の収集と処理をする個々の脳構造と、私たちが心と呼んでいる思考、知覚、記憶、情動などの現象とのあいだに、特定の対応関係は何もないからです。そうではなく、ネットワークの集合的な機能が心という現象を生みだしているのです。

しかし〈太古の心〉が実在していることや、識別可能な存在であることは、爬虫類脳から新皮質にいたる信号伝達に関与している特定の構造について、すでに知られている事実からわかります。近年の研究によって、多数の感覚反応や情動反応の経路が解明されており、それらが自己意識の関与のもとで、あるいはその関与なしに機能する仕組みも調べられています。それらの構造の神経活動や覚醒レベルを意識的に変化させると、私たちが〈太古の心〉と呼んでいる、まったくちがった心の状態を意図的に経験することができます。

本書では、そのような心の状態、より静かな、地に足の着いたあり方にアクセスする方法を学ぶわけですが、そのターゲットとなるのは次にあげる領域です。

1．網様体 ― 基本の覚醒状態

爬虫類脳に位置する網様体は、覚醒状態、注意、緊張／弛緩、覚醒／睡眠を調整しています[2]。網様体はその名が示すとおり、脳全体に網のように投射しています。なんらかの応答を必要とする刺激を眼や耳から受けると、それが網様体に送られて、そこからほかの脳部位に、「注意せよ――これから重要な情報を送る」という通知が出され、それぞれの脳部位が応答するための準備態勢に入ります。覚醒状態はあらゆる精神機能の基本をなすものですから、網様体は意識そのものの中心的存在の一つだと言えます[3]。

2. 視床 ― 交通整理

あらゆる感覚信号をあつかう視床は、脳幹の上にある「前脳」に位置します（しかしここでは、哺乳類脳の一部とみなします）。視床は交通巡査のような役割を果たし、通路を開放して感覚情報を通したり、通路を閉じて情報がそこから先で処理されないようにしたりします[4]。視床は網様体と連動して、周囲の世界から入ってくる音や光景などの感覚メッセージのうちどれを意識的に知覚するかを決定しています。

3. 扁桃体 ― 警報を鳴らす

扁桃体は、アーモンド（扁桃）のような形をした左右一対の構造体で、恐怖や不安といったネガティヴな情動反応の調節をおもな機能としていますが、おそらくポジティヴな情動も調節しているのではないかと考えられています[5]。扁桃体はトラブルにつながる可能性のある状況を評価し、生活上の出来事に情動的な意味を割りふり、その後の反応に影響する情動記憶を貯蔵します。

扁桃体は、伝統的な心身医学の核となる役割も担っています――ストレスに対して、

「闘争か逃走か」反応を引き起こす警報を出し、行動に向けて緊張を高め、身体を活性化させるという役割です。

扁桃体はごくわずかな挑発的刺激に対しても、この警報のスイッチを入れます。数少ない断片的な「生《なま》の」情報にもとづいて全体像をつくりだし、新皮質がデータを十分に分析する前に、ミリ秒単位で状況を評価します［一ミリ秒は一〇〇〇分の一秒］。哺乳類脳のなかに存在している扁桃体は、言葉や論理にはよらず、もちろん自制することもありません。

先史時代には、この扁桃体の驚異的なスピードが進化的に有利だったのです。東アフリカのサバンナを歩いていた私たちの原始の祖先は、危険についてじっくり考える贅沢はもちあわせていませんでした（「おや、あれはヘビだろうか。毒をもっているだろうか。噛みつこうとするだろうか」）。即座に、何も考えず、防衛的に反応するほうが身のためだったのです（「ヘビだ→飛びのけ！」）。優柔不断は命にかかわる可能性があったので、警報のまちがいが少々あっても、それは安い代償でした。しかし自然界ではあきらかに価値があっても、現代のオフィスや空港や交通渋滞のなかでは、それが重大な問題になる場合があります。

4．視床下部――警報を全身に広める

扁桃体からのメッセージ（「ヘビだ→飛びのけ！」）は、視床のすぐ下に位置する視床下

部に送られます。視床下部は身体的な情動の表出に関与します。たとえばストレスのかかる状況のもとで、心臓がどきどきしたり、てのひらに汗をかいたりするのがそうです[6]。視床下部は、扁桃体から送られる「警戒」の指令を実行し、全身に強い身体的変化を起こします。それが先に述べた「闘争か逃走か」反応です。

視床下部がそれほど多くの反応を発動できるのは、内分泌系のホルモン循環を調節する下垂体を支配しているためです。また視床下部は、呼吸や血圧といった「自律的な」脳の機能を実行する神経系（自律神経系）も支配しています。

ストレスに対する全身の反応には次のようなものがあります。

- 体力や活力を増強するために心拍数、呼吸数、血圧が上昇する。
- アドレナリンなどのストレスホルモンの量が増えて、「緊張状態」になる。
- 敏捷性や精神的な反応性を高めるために、感覚が鋭くなり（視覚や聴覚が向上し）、脳波の周波数が上昇する。
- 筋の緊張度が高くなる。これはおそらく、身じろぎせずに立っていられるようにするためか、けがを防ぐためではないかと思われる。
- 体を冷やすために発汗量が増える。
- ほかの手段がうまくいかなかった場合に備えて、出血量を抑えるために、血液の凝固が速くなる。

【まとめ】〈太古の心〉の経路は、「気をつけろ！　情報が入るぞ」と知らせる網様体、その情報を通したり締め出したりする視床、その情報が脅威になりそうであれば警報を発する扁桃体、その警報を広めて全身に行動を起こさせる視床下部からなっています。しかし人間の場合はそこに、抽象的思考という、問題を複雑にする要因がつけ加わります。

5．前頭前皮質

前頭前皮質（前頭前野）は前頭部の眼のすぐ上あたりに位置する専門化された皮質領域で、推論、予期、プラニングといった高度な認知活動のほかに、目標に向かって行動をまとめることにも関与しています。そのような目的を達成するためには、情動の入力も統合しなくてはなりません。したがって前頭前野は情動と思考が一つにまとまるところですが、〈考える心〉のやっかいな内部のモノローグがもっとも生じやすい場所でもあります。

前頭前野は、アンドルー・ニューバーグが「定位連合野」と名づけた、身体の時間的・空間的な位置づけをする皮質領域と密に連動しています[7]。この定位の皮質は、たえまない感覚入力の流れをまとめあげて、自分の身体の境界の三次元的な表象をつくりだし、「これは私で、あれは私ではない」、「私はいまここにいる。さっきはあそこにいた」と私たちに告げます。

自分に境界があるという感覚や、具体的にこの場所にいるという感覚が、自己意識に重大な役割を果たしているのはあきらかですが、このほかに、「ワーキングメモリ」と呼ばれる、前頭前野のなかの一時的な貯蔵のスペースと処理のメカニズムも、〈考える心〉の自己意識に寄与しています。このスペースは、いま現在、注意を向けているものごとの表象を保持することによって、私たちが現在から「オフライン」になって、ほかの思考を抽象的に寄せ集め、過去・現在・未来についてのシンボリックな表象を形成することを可能にします。私たちはそのおかげで自分自身を過去の時間や未来の時間のなかに置き、記憶とプランを融合することができるのですが、この能力は、時間や場所に関連した自己感を強めます（「あれは六歳のときの私だ。これは六六歳になったときの私だ」）。

問題に対処するためのプランを立てたり、パズルを解いたり、定年退職の心配をしたり、来週のパーティのことを考えてわくわくしたりしているとき、あなたは前頭前野やワーキングメモリを働かせています。そのような機能は、自分の行動を自己意識的にモニターする能力の基盤でもあります。また前頭前野は、情動と動機が出会う場であり、いわば情動の管理者として、自己制御にも中心的な役割を果たしています。前頭前野は、扁桃体から送られてくる早急な、そしてしばしば衝動的な情動の信号を緩和し、情動の爆発を抑制するので、初期の情動反応に対して、よく考えられた「合理的な」対応をすることができます。

ところがあいにくなことに前頭前野は、不安を招く抽象的な思考（「上司は私を嫌っている」「こんな企業年金では、退職したら生活できない！」）が引き金となって、例の「闘争か逃走か」反応が、身体的な脅威に直面したとき（ヘビが足の上をはっているとき）と同じくらい、強力に誘発される場所でもあります。〈考える心〉が健康上の問題をつくりだすのはまさにここのところで、それはストレスに対する身体的反応をコントロールしている扁桃体や視床下部が、（現実の）外界からの入力だけではなく、〈考える心〉の知覚認識から生じる入力も受け取るためなのです。

即座の行動で対処できる身体的な脅威に対してきわめて効果的に働く仕組みは、妹からのやっかいな電話の伝言や、上司からの不可解なメールといったかたちをとる脅威（すぐには対処できそうにない問題）に対しては、当然うまく働きません。前頭前野は「脅威」が外部のものではなくても、それどころか現実でさえなくても、情報を扁桃体にフィードバックします。扁桃体は警報を鳴らし、視床下部をうながして全身にストレスホルモンをあふれさせ、それが引き金となって本格的な「闘争か逃走か」反応が起こります。その結果、上昇したエネルギーは、はけ口がなく、解放されないままになってしまいます。ストレスや不安が私たちの幸福をそこない、病気にさえする大きな力をもっているのはそのためなのです。

『EQ―こころの知能指数（*Emotional Intelligence*）』の著者、ダニエル・ゴールマンが「情動のハイジャック」という言葉で説明している情動の「爆発」は、扁桃体がある状況を緊急と判断して、怒りをともなう激しい反応を起こし、前頭前野がそれを緩和できないときに発生します。ゴールマンによれば、情動のハイジャックの特徴は、爆発がおさまってしまうと、いったい自分は何にとりつかれたのか、なぜ逆上したのかわからないという状態になることです[8]。

より一般的には、ストレスがそのまま蓄積して、不眠症、頭痛をはじめ、さまざまな症状となってあらわれます。そうした症状は、〈考える心〉にあまりにも多くの時間を費やし、〈太古の心〉の現実に根ざした静かな環境に十分な時間を費やしていないことに関係しています。

もう少し専門的な言いかたをするなら、〈考える心〉を通して私たちを襲うストレスによって、網様体、視床、扁桃体、視床下部の覚醒システムに、不適応な過活性が引き起こされます。全身に起こったストレス反応は、身体的に解放されないため、長いあいだ「オン」の状態になったままになります。こうしたストレスが、注意の獲得を競うほかの多数の刺激とあいまって、連合野の過剰な活性化を引き起こし、それが脳に負担をかけます。

私たちはノイズを処理するためにエネルギーを浪費して消耗し、ますます「いまこのとき」から切り離されます。

〈考える心〉の仕事（心配、プラン、後悔）で頭がいっぱいになっていると、〈太古の心〉の自然な副産物である、ポジティヴな癒しの情動を利用する能力もそこなわれます。その最終結果が、不健康なアンバランスです――ストレスや、無意味な精神活動や、ネガティヴな感情ばかりが過剰になり、やすらぎや落ち着きをもたらすポジティヴな情動が不十分になるのです。

そのため本書では、〈考える心〉を抑える方法を学ぶだけではなく、〈太古の心〉を復活させる方法も学びます。〈太古の心〉を復活させるには、網様体の覚醒度を下げ、視床から新皮質への情報の流れをゆるめ、扁桃体や高次の連合野の神経活動を静めます。視床と皮質のあいだにあるゲートを閉じて、定位連合野（「私」と「私ではないもの」との境界を維持している部位）への流れを阻止すると、自己感が減少します。脳の神経活動のレベルが下がると、内部のモノローグを実行するのに必要な前提条件である注意やワーキングメモリの活動も低下し、その結果として自己意識のレベルが下がって、時間感覚も変わります。〈考える心〉が脇に置かれて、〈太古の心〉が参入すると、活動は皮質から哺乳類脳や爬虫類脳へ、すなわち思考ではなく直接的な感覚や情動体験の場へと、シフトダウンします。

私たちがこれから学ぶ、覚醒状態を下げて、視床と皮質とのあいだにあるゲートを閉ざす方法の多くは、反復性の心的刺激をともないます。この種の刺激は、浜に打ち寄せる鎮静的な波のリズムと同様に、脳が、エネルギーを要求する初期設定モードの活性化レベルから「オフライン」になってエネルギーを節約することを可能にし、脳の休息を誘発します。こうした方法は、網様体や視床に働きかけて、外界から入ってくる信号の数やタイプを制限します。その結果としてもたらされる静かな状態と精神の清明は、それ自体が心地よい喜びです。そしてポジティヴな情動の心地よさを体験することそのものが〈太古の心〉の癒しのプロセスの一部なのです。

〈太古の心〉において、前頭前野のセルフ・アウェアネスや目標指向の思考が不活性になっていく過程は、眠りに向かいながら眠りにおちいらない過程によく似ています。脳内の神経活性化のレベルが下がり、それがワーキングメモリや、自己、過去、未来に対する通常のアウェアネスに影響をおよぼすにつれて、自己意識の境界がなくなっていきます。脳は反復性の刺激に静められて、ストレスのかかる複雑な〈考える心〉の刺激を処理するのをやめ、いつもの集中砲火に対してたやすく反応することもなく、ただリラックスします。

序章でも触れたように、従来の心身医学は、〈考える心〉という暴君と、それがつくりだすストレスから逃れる方法を、二つ提示してきました。

●〈考える心〉の有害な認知プロセスそのものを再構築する。
●「闘争か逃走か」反応を緩和する方法を学ぶ。

私たちはこれに第三の方法をつけ加えます。

●ゲートとなる構造体の神経活動を意識的に変えることによって、〈太古の心〉をふたたび参入させる方法を学ぶ。

しかしこのような「テクニック」は、なぜ必要なのでしょうか？　なぜ、ストレスから逃れようと自分に言い聞かせるだけではだめなのでしょう？　気持を静め、リラックスして、人生を楽しもうと自分で心がけるだけではだめなのでしょうか？

次章では、そうした問題――〈太古の心〉は、〈考える心〉の大きく強い声にかき消されてしまっているだけではなく、意識的な気づきの枠外で機能しているという事実――に目を向けます。とらえにくい〈太古の心〉の性質についてさらに学び、その障害を乗り越えて、私たちの幸福に欠かせない〈太古の心〉を意識的に参入させる方法を学ぶための準備を整えましょう。

第3章

〈考える心〉を回避する

〈太古の心〉がカリスマ性を生む

私たちがつねに意識しているのは〈考える心〉ですが、意識にのぼらないレベルで私たちのために働いているのは〈太古の心〉です。〈太古の心〉は、合理的な抽象概念には欠けていますが、感覚知覚を通して現実とより直接に結びついています。〈太古の心〉は情動の言葉で私たちに語りかけますが、注意の状態によっても定義づけられます――注意を「いまここ」に集中しているのです。〈太古の心〉は、現在と融合した精神の静寂をもたらします。そして、清明さ、想像、アニミズム、不思議さ、経験への直接的関与をもたらします。そこには、たえまない〈考える心〉のおしゃべりという、気を散らせる雑音はありません。その静止状態や集中的な注意が、情動の領域に戻ってきて、ゆったりした静けさや直接的なアウェアネスのなかで、ポジティヴな感情につながり、喜びの感情や恍惚にさえつながるのです。

〈太古の心〉は論理や言語を使わないため、よく考えられた議論にはほとんど応答できません。〈太古の心〉は論理や言語が登場するずっと前に生まれ、先に作動しはじめたため、〈考える心〉とはまったく別のシステムとして独自に働く能力を維持しています。〈太古の心〉は長い年月をかけて、情動の情報を直観的、非言語的、無意識的に伝達する方法を習得しました。今日でも、人びとがかわす情動的なコミュニケーションのほとんどは、非言語的、無意識的です。だれかと歩道ですれちがったり、エレベーターで乗り合わせたりするとき、言葉は交わさなくても、その人がどんな人であるか、身体言語や表情だけにもとづいて直観的にかなりよくわかります。

あるいはあなたが、かなり魅力を感じる相手と会合をもち、目下の話題に集中しようとしているとします。会話をしながら、あなたはときどき相手と目をあわせます。ところがそのうちに、ちょっと長く見つめすぎてしまい、あなたははっとして、目をそらします。なぜあなたは、視線をそらさなくてはならなかったのでしょうか？ どうして人の目をのぞきこむことが、それほど親密なことに感じられるのでしょうか？ それは二つの哺乳類脳が、外界につながる主要な感覚チャネルの一つ、すなわち視神経を介して結びつき、共鳴しているからです。

声の調子、身ぶりやしぐさ、表情、視線の交わりなどは、言葉では伝えられない、あるいは隠せない、情動のメッセージを伝達します。口では礼儀正しくしゃべっている相手から、情動の信号を受けて、落ち着かない気分にさせられることがあるのはそのためです。そのような直観的な不快感は、〈太古の心〉の働きによっています。人が発する無意識の情動の信号を、発するつもりがあったかどうかにかかわらず知覚するのは、〈考える心〉ではなく、〈太古の心〉です。それらを読みとる能力は、〈太古の心〉が長年にわたってもちつづけてきた、外界からの信号（生存にとってきわめて重要な感覚信号や情動の信号）をモニターして調節する機能が、高度に洗練された結果の産物なのです。

〈太古の心〉が非言語コミュニケーションの能力を備えているという事実から、たとえば私たちが哺乳類のペットになぐさめを感じ、一人ではないという気持になる理由もわかります。哺乳類の母子がたがいの内部状態を検知するのを可能にした能力と同じ能力が、今日まで存続し、どんな二つの哺乳類脳のあいだにも、結びつきをつくりだすのです。犬や猫や馬は、私たちが何を考えているかは知らないでしょうが、何を感じているかは直観できます。ベストセラー小説の『*The Horse Whisperer*（馬にささやく男）』〔映画『モンタナの風に抱かれて』の原作〕は、哺乳類の共鳴という、この〈太古の心〉の現象がもとになっています。

またこれは、カリスマ性をもった人の「動物的な魅力」と呼ばれるものの基盤にもなっています。内部状態についての情報（すなわち情動の信号）の発信や受信がうまくできる人は、効果的なコミュニケーションができます。もし、言われているとおり、対面によるコミュニケーションの九〇パーセントが非言語的であるなら、効果的なコミュニケーションのもっとも重要な側面は、何を言うかではなく、どのように言うかでしょう。ポーカーの名人や精力的なビジネス・リーダーは、非言語的な情動の手がかりを利用して、ほかの人たちの内部で起きていることを不気味なまでに鋭い感覚でとらえ、その情報を自分の利得のために使います。

ビリー・グレアムやロバート・シューラーといったカリスマ性のある宗教指導者もそれと同じ天分を備えていますし、ビル・クリントン、ジョージ・W・ブッシュのような「生まれながらの」政治家もそうです。この人たちはみな、聴衆を心地よい気分にすることができます。聴衆は彼らを目の前にすると、あたかも自分自身の情動が共鳴してあらわれたかのように感じます。二〇〇〇年の大統領選でアル・ゴアが敗れた理由の一つは、言うまでもなく、〈太古の心〉に情動的に結びつく天分に欠けていたためでした。ゴア氏は、あまりにも〈考える心〉のまさった、根源的な人間性から切り離された人、という印象をほとんどの人にあたえたのです。

〈考える心〉を静める心身のテクニックについては、第二部で検討しますが、そうしたテクニックは内部のモノローグや、自意識過剰のぎこちなさ、恐怖、不安などを縮小するのに役立ちます。そのような重荷から解放されると、自分自身ともほかの人ともよりよくコミュニケーションができるようになります。そうしたテクニックは〈太古の心〉を解放して、表層レベルの意識的な抽象概念の下に存在しているものを見たり聞いたりできるようにします。

私たちは、そうした信号に対して自分が示す反応の理由をつねにはっきり言葉にすることはできませんが、それは信号を受け取っていないということではありません。毎秒毎秒、感覚システムから脳に流れこんでくるおびただしい情報のうち、意識にのぼるものはほんのわずかです。すでにお話ししたとおり、網様体と視床が連動してフィルターとして働き、意識的に処理する感覚入力を処理可能なレベルに保っているからです。

たとえばあなたの脳が、いまこの瞬間に受け取っている情報について考えてみましょう。この本の内容、座っている椅子の感触、心臓の鼓動や首の緊張などの身体感覚、周囲の音、などなど。あなたの脳はこれらのデータをすべて処理していますが、あなたが気づいているのはせいぜい、ほんのわずかな一部分にすぎません。

一般的に、脳が非常にうまくやっていること（たとえば視覚などの感覚処理）は、あまり意識にのぼらず、逆にもっともよく意識にのぼるのは、脳が容易には実行できない機能、たとえば論理や数学など、新しく加わった〈考える心〉の産物です。しかしながら〈考える心〉も、一部の高度な認知プロセスを「オフライン」で実行できます。研究であきらかにされたところによれば、人は幾何学の問題を、どうして解いたかわからないまま無意識に解くことができます。また、文字や数字などの視覚的記号、幾何学図形、それに単語の意味さえも、無意識に知覚できることが、過去一世紀に実施された多数の研究で実証されています[1]。

私たちは新しいスキルを、どんなふうに学習するでしょうか。たとえばテニス。新しい運転ルート。コンピュータのキーボード操作。はじめは細かいところでいちいちぎこちなさを感じますが、時間がたつにつれて、その過程がだんだん自動的、無意識的になっていきます。

このように、意識の外で自動的な過程が実行されることを、心理学では「馴化《じゅんか》」と言います。もし運転をしているときに、ハンドルやブレーキやアクセルの操作、距離と時間の判断などに意識的な注意をふりむけ、しかも同時にほかのドライバーにも目を向けていなくてはいけないとしたら、すぐにぐったり疲れてしまうでしょう。

いささか皮肉なことに、意識的な気づきは人類進化の頂点と考えられていますが、心的過程のほとんどは、実は無意識的に起きているのです。

無意識を科学的に分析する

認知情報が無意識的に処理されることを示す証拠が、かなり前から認められていたのに対して、無意識的な情動の処理について科学的な裏づけがされたのは、ずっと最近になっ

〈考える心〉	〈太古の心〉
●言語的、分析的、理性的	●非言語的、直観的、情動的
●意識的な気づきがある	●主として無意識
●観念的	●身体に根ざしている
●経験とつながりがない	●経験にもとづいている
●自己に没頭	●現在のみ。思考は一時停止
●社会的に条件づけられた自己感をもつ	●ただ存在する自己―直観的、感覚的な自己
●自我にしばられ、他者と離れている	●他者と情動的に結びつき、共鳴する
●自然と離れている	●自然の一部
●主体／客体の関係、効用を求める	●全体的、統合的
●過去と未来に生きている	●いまこのとき
●支配したがる	●現前する現実を受け入れる
●事実や数字、説明、因果関係に焦点をあわせている	●不思議なものや、子どもじみたもの、驚きや畏怖の念に対して開かれている
●物質的。所有する	●霊的。「存在する」
●時間の感覚	●時間を超越

〈考える心〉と〈太古の心〉

てからでした。これは、残念ながら、〈考える心〉が長らく〈太古の心〉をいろいろな面で軽んじてきたことを示す典型的な事実です。現代心理学は一般に、人が問題解決をする仕組みに関心の重点を置き、情動は「ソフト」すぎてまじめな研究の対象にはならないとみなしてきたのです。

しかし近年の画像法、とくに機能的磁気共鳴画像法（ｆＭＲＩ）によって、特異性と精確さと客観的な厳密さを備えた情動の研究ができるようになりました。ｆＭＲＩは、強力な磁気装置を用いて脳内の血流をとらえ、それをコンピュータで画像に合成します。脳の活動は、血液が運ぶグルコース（ブドウ糖）をエネルギー源としており、活性化している領域はその分だけグルコースをたくさん必要とします。どこかの部位がある機能に従事していると、その増加した血流が画像上で点状の光として表示されます。この手法のおかげで、プラニング、問題解決、情動反応といったさまざまな機能が、実際に脳のどこで起きているかを判定できるようになったのです。

情動処理についてもっとも早期におこなわれた研究に、閾下《サブリミナル》知覚に関するものがあり、意識にのぼらない情動刺激も、情動的ふるまいに影響をおよぼすことが科学的に立証されています。典型的な研究方法としては、スクリーン上に情動刺激を一瞬だけ呈示します。呈示時間がごく短いため、被験者はそれを意識的に識別することはできないのですが、それにもかかわらず、てのひらの発汗など、自律神経系の情動反応を示します。そのような反応は、閾下刺激の情動的な内容が脳に登録されないかぎりは起こりません[2]。

また、人についての印象が、その根拠が意識されないまま形成されるということも、閾下知覚の研究によって示されています。表情や身体的特徴（肌の色、声の抑揚など）のような基本的な特徴も、無意識のうちに情動を活性化させます[3]。よかれあしかれ、人に関する判断や推定の大きな部分は、無意識の過程でおこなわれているのです[4]。

こうした初期の研究を踏まえて、無意識の処理が私たちの情動生活に重要な役割を果たしていることを示す生理学的な証拠を提示したのは、神経科学者のジョゼフ・ルドゥーの業績です。これは、本書の議論のかなめとなることですが、彼の研究によって、〈太古の心〉が〈考える心〉とはまったく別に働いていることが確証されただけでなく、脳そのものが、進化的に古い〈太古の心〉の無意識のメッセージを優先していることも実証的に示されたのです。

ルドゥーはラットの恐怖反応を調べ、視床で中継される情動刺激が、下位の哺乳類脳に位置する扁桃体に（「下位路」、すなわち視床扁桃体路を通して）送られると同時に、高次の認知機能の座である大脳皮質にも（「上位路」、すなわち視床皮質路を通して）送られることをあきらかにしました。非言語的な扁桃体は、視床からの入力を、加工されていないほぼ原型のままの情報、すなわち「捕食者」「獲物」といった信号として受け取ります。しかしルドゥーの重要な発見によれば、入力は皮質に届く前に扁桃体に届きます。つまり私たちは、扁桃体のおかげで、自分が何に対して反応しているかを正確に意識する前に、情動刺激を直観的に「読み取って」即座に反応することができるのです。扁桃体に向かう「てっとりばやい」裏道は、スピードのために正確さを犠牲にします（たとえば「ヘビを見る→飛びのけ！」と反応してしかるべきところを、「棒切れを見る→飛びのけ！」と反応します）。そして、粗い情報の精度を高め、もっとゆっくりしたペースできめ細かい反応をするのは前頭前野にまかせます[5]。ルドゥーが説明しているとおり、「危険なものだということがわかるために、それが何であるかを正確に知る必要はない」のです。実際、情動刺激のなかには、新皮質や意識的な気づきに到達しないものもあります。それは網様体が、視床皮質路伝達の活性化やワーキングメモリへの登録が起こるのに十分な覚醒状態をつねに生みだしているわけではないからです。

ルドゥーはこの所見を人間の場合にあてはめて、自然選択が、意識にのぼる〈考える心〉の過程ではなく、〈太古の心〉の無意識の過程に第一の信頼を置いたことを示しました。自然選択は、危機的な状況においては、〈太古の心〉のほうが、経験のある賢明な観察者として、また私たちを害から守ってくれる頼りになる保護者として、あてになることを知っていたのです。

ポール・ウエイレンたちは、写真の顔の表情でも、扁桃体の反応が無意識に活性化されることを示しました。視床から扁桃体につながる経路は、顔全体の正確な細部といった組織化された情報は伝達できないかもしれませんが、たとえば目の表情などの、基本的な特徴には実際に反応するのです[6]。

このように、生物体の健康や幸福に大きくかかわる重大な状況においては、〈太古の心〉の本能的な反応のほうが、〈考える心〉のゆっくりとした内省的な反応よりも、神経学的に優位になります。この所見から、〈太古の心〉にアクセスするための方法を含む心身医学のテクニックにとって重要なポイントが、いくつか導きだされます。

1. 情動的な価値判断や反応は〈太古の心〉のなかで無意識的に起こりますが、たとえ私たちが、そのようなプロセスが働いているとはまったく思っていないときでも、意識にのぼる感情や気分、行動、生理に重要な影響をおよぼします。

2. 私たちは情動的な反応をするとき、自分がなぜそんなふうに反応するかを意識していないことがありますが、それは情動のプロセスが、ストレス反応を含めて、一部しか意識にのぼらないためです。それらのプロセスが意識的な気づきのレベルに到達する場合は、網様体によって十分な覚醒が生じた結果、思考や感情や気分として前頭前皮質やワーキングメモリに至ります。しかしそれでも、なぜそういうふうに感じるかを正確に意識していない可能性もあります。その反応を引き起こした刺激がワーキングメモリの意識的な気づきに到達しない場合もあるからです。これはすなわち、私たちは自分の感情が、進行中の意識経験（すなわち、目下のワーキングメモリの内容）のために起きていると思っているけれども、実は自分が気づいていない理由のために起こっているのかもしれないということです。つまり、感情のみなもとは、私たちが自分に対してその感情を説明するために採用する合理的な理由とはほど遠いものであるかもしれないのです。自分がなぜ不安を感じたり、頭痛や不眠におちいったりするのか、その理由をつねに意識的に承知しているわけではないのは、このためです。

3. 扁桃体が言語以前のシンボリックな情報である原型的情報に反応し、それを処理するという事実は、〈太古の心〉とのコミュニケーションにおいて、イメージが潜在的な力をもっていることを示しています。幸福度を増すための治療的アプローチの多くは、ネガティヴなイメージはストレスを誘発し、ポジティヴなイメージはストレスを減少させるという事実にもとづいています。

4. 人が防衛的な身体言語（身ぶりなど）を示すとき、その身体言語は、無意識に生じる不安や怒りなどの情動的反応のあらわれです。自分の感情について、なぜそのように感じるのかに気づいていない場合があるのと同じように、私たちはしばしば、自分が発したり受け取ったりしている身体的な信号や、その信号を引き起こした原因にも気づいていません。しかしそれでも、そのような信号は〈太古の心〉のなかに銘記されます。

たとえばあなたが、仕事から帰って、夫にきついものの言い方をしたとします。あなたは、夫が自分の言うことを聞いてくれないからそうなったと合理化するかもしれません。しかし実際は、あなたがその日に遭遇して、無意識的に処理されたストレス要因（ストレッサー）のせいで、怒りが爆発したのかもしれません。意識的な気づきのレベルの下でふつふつとたぎる無意識的なストレス反応は、精神的・身体的覚醒状態を高める、「闘争か逃走か」の背景的な準備状態をつくりだし、実質的に導火線を短くして、怒りの爆発を起こしやすくします。

5．そうした無意識の神経生理学的な覚醒状態が何日も続くと、それがもとで、以下にあげるような病気になってしまう場合があります。

●**心疾患**――ストレスはコレステロールの増加、冠動脈の狭窄、心筋虚血、心臓不整脈、心室細動、突然心臓死に関係することがわかっています。慢性的に敵愾心の強い人は、冠動脈の閉塞、心臓発作、心疾患をきたしやすく、あらゆる死因による死のリスクが大きくなります。敵愾心の強い人は、敵愾心のあまりない人に比べて、死因の種類にかかわらず、七倍も死亡率が高いのです。ストレスが血圧や心拍数を上昇させ、心臓に入る血流を減少させることは、多数の実験的研究で示されています。

●潰瘍性大腸炎や炎症性腸疾患を誘発する消化管の潰瘍——ストレスがあると、胃液の分泌や、大腸および小腸の収縮に変化が起こり、食べ物が消化管を通過する時間に影響が出ます。排便の習慣に影響がおよんで、腹痛が起こることもあります。ストレスの多い状況に置かれたときに消化器系の具合がおかしくなるのは、多くの人が経験するところです。

●ヘルペス、風邪、インフルエンザなどの感染性の疾患——読者のみなさんのなかにも、ストレスがあると風邪をひきやすい、体調をくずしやすいという方がいらっしゃるのではないかと思います。ストレスは免疫機能に悪影響をおよぼして、病気にかかりやすい状態にします。夫婦喧嘩をすると、その後何日間か上気道感染や風邪にかかりやすくなるという研究データもあります。そのほか失業、別居や離婚、孤立、学校の試験、死別、アルツハイマー病のような衰弱性の病気にかかった家族の介護、などのストレス要因も、免疫機能の低下を起こすことが知られています。このようにストレスは免疫機能に悪影響をおよぼしますが、その作用が臨床的に重大であるかどうか（免疫障害を起こすほど大きいかどうか）は、はっきりしていません。

●パニック障害、心的外傷後ストレス障害、うつ病、拒食症。
●線維筋痛症、慢性疲労性症候群。
●結核、喘息、多発性硬化症、関節炎、糖尿病。
●学習、記憶、問題解決の阻害——ストレスのある学生は、新しい情報の処理や操作が円滑にできないため、勉強がうまくできません（ストレスが健康におよぼす影響について、もう少しくわしく知りたい方は、付録Bを参照してください）。

心身医学は伝統的に、意識にのぼるストレスや感情や思考に注目して、ストレス関連の症状を診断してきました。しかし、ついさきほど話に出たとおり、情動のプロセスや、ストレス性の感情を起こす原因は、意識にのぼらない場合がよくあります。したがって心身医学は、病気の原因にもなり、心身の幸福に寄与することもある、真に根元的な脳のメカニズムにまだ取り組めていないのです。前章でも述べましたが、本書で紹介する方法の多くは、ネガティヴな神経回路の活動を抑え、健康を増進するポジティヴな神経回路を活性化することによって、意識のある〈考える心〉だけではなく、無意識の〈太古の心〉にも、治療的効果をおよぼします。

しかし、そのような方法についてお話しする前に、独特な〈太古の心〉の世界についての理解をもう少し深めておく必要があります。そこで次章では、〈太古の心〉が使う言語以前の情動の言葉と、近年にあきらかになった、ポジティヴな情動のパワーについての科学的な観点をさらにくわしくとりあげます。

第4章 ポジティヴな情動のパワー

〈考える心〉による屈折を受けていない場合の情動は、現実の世界に対する直接的な身体的反応ですから、かならず何らかの対象（状況、出来事、人、物など）があります。

あなたが怒ったり興奮したりしているとき、それは、あなたの幸福に影響をおよぼす重要な何かが現実の世界で起こっていると警告する信号を、〈太古の心〉が出しているから、そうなったのかもしれません。しかし情動は、イメージや思考に対する反応としても生じます。トラウマになった出来事のことを思い浮かべるだけで、強い情動反応が生じます。

世界中の心理学者が一様に受け入れている情動の定義はまだありませんが、情動は私たちにとって重要な何かに関する、〈太古の心〉の「行動傾向」、あるいは「行動の準備」とみなせるという合意は広がってきています[1]。情動は動機づけをします――情動が私たちを動かすのです。

私たちは普通、どんな情動を生じさせるかを自分で選ぶわけではなく、むしろ自分にふりかかってくるものとして情動を経験します（もし私たちが、自分の情動を意識的にコントロールできるなら、ネガティヴな情動をこれほど頻繁に経験することはないでしょう）。情動のなかには非常に強力で、「とりつかれた」「襲われた」と感じられるものもあります。しかし一方では、人づきあいをする、新しい車を買う、初めてのデートに行くなど、情動のなりゆきに大きく影響をおよぼす状況にわが身を置くこともあります。

また情動は、純粋に合理的と考えられている領域で、直観というかたちで働くこともあります。たとえば科学上の発見のなかには、勘と突然のひらめきを介して生まれたものがたくさんありますし、夢を見て、というものさえあります。また医師は、診断を下すときや治療方針を決定するときに、科学が提供できる確実性以上に自分の直観を信用せざるをえないことがしばしばあります[2]。

視床から扁桃体へつながる「てっとりばやい」経路の話のなかでも出てきましたが、進化は思考や内省やプラニングよりも、目下の情動反応のほうに高い優先順位を置いてきました。〈太古の心〉の智恵においては、情動反応のほうが生存にとってより重要なのです。現実世界からの信号は〈考える心〉が生まれるはるか以前から、私たちの行動を導いていました。ジョセフ・ルドゥーはこの点について、「情動の多くは、すべての人間の頭をあわせたよりも知能の高い、進化の智恵の産物なのである」と述べています[3]。〈考える心〉の長々とした熟考にまかせて、泥沼にはまりこんでいる余裕はないという状況は多々あります。可能性のある行動方針を多数あげては、それを何度も評価しなおし、いつまでたっても結論が出ないという、悲惨な結果を招きかねないからです。もしつねに、何かが危険かどうかの判断を〈考える心〉が下すのを待たなくてはならなかったら、まちがうかもしれないというだけではすまず、死んでしまうかもしれません。

ジョセフ・ルドゥーは著書『エモーショナル・ブレイン―情動の脳科学（*The Emotional Brain*）』のなかで、「恐ろしい状況に対して、進化的に完成された反応をするということに、どこか不合理なところがあるだろうか？」と書いています[4]。神経学者のアントニオ・ダマシオも著書『生存する脳―心と脳と身体の神秘（*Descartes' Error*）』のなかで、緊急の場合においては、迅速な情動反応が「合理的」とみなされるべきだと、同じ指摘をしています[5]。しかし皮肉なことに情動は、慎重な選択肢の検討をともなわないというだけで、しばしば「非合理的」というレッテルを貼られています。

〈太古の心〉は、その迅速さのために、結果はつねに完璧とはいかないかもしれませんが、それでも、多くの状況において、時の試練を経た進化的基盤をもつ反応のほうが、進化的に新しくて経験の浅い認知的反応よりも適応的である確率は高いのです。

情動、感情、気分

情動は、無意識的かつ迅速に起こる自動的な生理的反応（情動の専門家のなかには、真の情動は秒単位の時間しか続かないという見解もあります[6]）を特徴とし、ストレス反応や、表情や、身体言語をともないます。情動の基本的なメカニズムは、意識が出現するはるか前にできたので、その表出に意識を必要としません。

これに対して感情は、ワーキングメモリにある情動反応の意識的な経験であり、無意識的な情動処理の結果が知覚されたものです。情動が生理的な反応によって定義されるのに対し、感情は、その精神的、経験的な特質によって定義されます。恐怖の情動は、たとえば大きなクモに遭遇したときに、心臓がどきどきして、筋肉が硬直し、顔がゆがむといったものです。自分の動悸を意識したり、クモが危険だから怖いと思ったりするのは、意識的な恐怖の感情です。

実際的な意味においては、情動と感情は密接に関係しているので、この二つの用語はしばしば互換的に使われますが、ほかにもう一つ、理解しておかなくてはならないカテゴリーとして、「気分」があります。

●気分はしばしば、情動や感情の結果です。朝、怒りの感情をもったために、一日中気分が悪いこともあります。逆に気分のせいでいらいらし、怒りなどの情動が起きやすくなってしまう場合もあります。

●情動が特定の刺激によって誘発されるのに対して、気分にはこれといった原因がない場合がよくあります。情動や感情は、原因として具体的な出来事をあげられることが多いのですが、気分については具体的な原因に思い当たらないことがよくあります。

●気分は情動よりもはっきりしないことが多く（なかには、圧倒されるほど強い気分もありますが）、通常は、情動よりも広がりのある全体的なものとして経験されます。たとえば、気分が悪いときは何を見てもおもしろくないし、気分がいいときは、何もかもがばら色に見えます。

●情動が一般に強くて短いのに対し、気分のほうはさほど強くはなく、長く続く場合がよくあります。いわば気分は感情の背景で、持続性があります。子どもを叱りつけたときの表情や、ストレス反応や、意識にのぼる怒りの感情が、一日中続くことはありませんが、気分の悪さは、場合によっては何時間も続きます。起きている時間のうちで情動を経験する時間はそれほど長くありませんが、私たちはほぼつねに、なんらかの気分を経験しています。

●〈考える心〉の意識的な思考（「このおかげで一日がだいなしになってしまう」というような思考）は、気分の生成や、時間の経過とともに起こる気分の「熟成」に、重要な役割を果たします（だれかと口論になったとき、当初の情動反応は長続きしませんが、「いい気なもんだ」「彼が私にあんなことをするなんて信じられない」といった思考からなる内部のモノローグはいつまでも続いて、嫌な気分を引き起こすことがあります）。〈考える心〉のネガティヴな内部のモノローグが大きな影響力をもつのは、ここのところです。

幸せかどうかは、「情動」に左右されている

情動が、研究テーマとして、認知や問題解決というテーマの二の次にされてきたのと同じように、情動そのものに対する研究者のアプローチにも不均衡があります。ネガティヴな情動に言及している論文が一万三〇〇〇編以上もあるのに対して、ポジティヴな情動に言及している論文はほとんど存在しないのです[7]。

ポジティヴな情動は、本質的に五感を喜ばせるものや、機会あるいは目標の達成をあらわすものごとと関係しています。ネガティヴな情動は、害や脅威、目標達成の妨げになりそうなものごとと関係しています[8]。両者はともに、進化的な立場から価値をもっていま

す。ポジティヴな情動は私たちに、いましていることをそのまま続けるように告げ、ネガティヴな情動は、「状況を修正する」ための行動を起こすよう警告します。これが〈太古の心〉のシンプルな智恵の基礎になっています。それを利用する秘訣は、気を散らす〈考える心〉のもろもろを一掃して、〈太古の心〉のメッセージに注意を払うことにあります。

情動には、少なくとも四つの基本的な情動（喜び、怒り、悲しみ、恐怖）と、多数のバリエーションがあるという見解で、ほとんどの研究者は一致しています[9]。たとえば喜びのバリエーションには、幸福感、恍惚、満足、歓喜、わくわく感、誇らしさ、うれしさ、充足、至上の喜びなどがあります。複雑な情動の多くは人間に特有ですが、それは〈考える心〉の関与を必要とするためです。たとえば恥ずかしさやきまり悪さなどは、〈考える心〉の出所である自己感が傷ついたことを反映するネガティヴな情動です。

ウィスコンシン大学の心理学者で、著名な情動の研究者であるリチャード・デイヴィッドソンは、左の前頭前野の活動性が大きいとポジティヴな情動が強くなり、右の前頭前野の活動性が大きいとネガティヴな情動が強くなるという研究結果を出しています[10]。もしあなたが楽観的な人なら、左前頭前野が大きな活動性を示す見込みが高く、悲観的な人は右前頭前野が大きな活動性を示す傾向があるというわけです。左前頭前野の活動性が低すぎる人や右前頭前野の活動性が高すぎる人は、ネガティヴな情動の「スイッチ」を切ったり、ポジティヴな情動を活性化させたりするのがむずかしく、したがってストレスにあまりうまく対処できません。デイヴィッドソンは、臨床的抑うつの病歴をもつ人たちは、右前頭前野の活動性が高く左前頭前野の活動性が低いという所見も出しています[11]。デイヴィッドソンの所見は、おもに女性患者のデータにもとづいたものですが、私は彼の仕事を拡大し、前頭前野の活動性と情動の様式との関係が男性においても見られることを示しました[12]。

基本的な情動は人類の進化史を通して、それぞれ主要な機能を果たしてきました。悲しみは、日常の活動から離れてエネルギーを温存し、喪失（死など）と折り合いをつけたり、挫折に対処したりするのを助けます。生活上の楽しみや活動に対する興味がうすれると、その分だけ、喪失の意味をじっくり考え、その結果に順応し、それにしたがって計画を立てることができます。怒りは私たちを活動的にして、自分や親しい人たちを守る、不正を正す、あるいは目標が妨げられても粘り強くがんばるといった行動をとらせます。恐怖は、潜在的な脅威に対して、きわめて適応的な警戒状態をつくりだします。また、人類進化を通して生存に不可欠だったストレス反応の引き金を引くことによって、逃避を促進します。恐怖と近い関係にある心配は、動機となる現実の脅威がないという点で恐怖と区別されますが（私たちは、存在しないことがらについて心配します）、何かがうまくいかないときそれにどう対処するかというリハーサルとして有用になる場合があります。目標を達成したという喜びの信号は、ポジティヴな情動の多くがそうであるように、利他主義のような向社会的行動を促進します。

外界からの信号に反応して起きるネガティヴな情動は、正常であり、人生の必要な一部です。それらはしばしば、警戒を保たせることによって生命の維持に役立ち、また重要な生活上の変化を起こす動機づけにもなります。しかし、〈考える心〉からの信号によって生じる、持続的なネガティヴ情動は有害なので、ポジティヴな情動とのバランスを保たなくてはなりません。そのポジティヴな情動を生みだすには、〈太古の心〉がきわめて重要な役割を果たします。

心理学者のエド・ディーナーとランディ・ラーセンは、快い情動と不快な情動との比率が、人が自分の人生をどのように評価するかに大きくかかわっていることを見いだしました。また、日常生活における基本的な情動の快の程度が、人生の満足度を測る予測指標として、身体的な快や、特定領域内の満足や、目標の達成よりすぐれているということもあきらかにされています[13]。恍惚などの強い情動は、実は、多くのロマンティックな古典的シナリオが示唆するところに反して、そこそこにポジティヴな日々の情動体験ほどには重要ではないようです。

苦しみをともなう情動が抑制され、ポジティヴな情動とのつりあいがとれているとき、私たちはそれを幸福感と呼びます。進化的な観点から見ると、恐怖などのネガティヴな情動がもっとも適応的なのは、緊急時です。もし恐怖の状態がずっと続くものであったら、利他的行動や探索行動、食物の入手、配偶などの活動の妨げになり、生存に支障がでていたでしょう。

ときおりの心配は生活の役に立つでしょうが、慢性的な心配は不適応なネガティィヴ情動です――これは、〈考える心〉によって生じます。慢性的な不安は、〈太古の心〉とのつながりを途切れさせ、したがって、ネガティィヴな情動とポジティィヴな情動のバランスをとりやすくする、正常なつながりを途切れさせてしまいます。不安なときには集中できず、ポジティィヴな情動を味わうこともできません。不安が病的になると、意欲や、日常の活動を実行する能力もそこなわれます。怒りも、それが敵愾心に変わって、人間関係や人生の喜びや健康をだいなしにする慢性的な緊張状態を生じさせるようになると、不安と同じく有害になります。

ポジティィヴな情動は、単に私たちを快いものごとのほうに向かわせるというだけのものではなく、究極的に生活に欠かせないものです。ポジティィヴな情動は、人生を向上させるような方向で心身に語りかけ、私たちを活気づけて、人生を豊かにしてくれます。私たちはポジティィヴな情動を経験したいという生得的な欲求をもっていますが、その経験は以下のような筋道で、健康と幸福を向上させます。

●〈太古の心〉の構造を不活性化させて、生理的に鎮静した状態を生みだし、場合によっては、やすらかさや静けさも生みだします。この状態は、あとで見るように、エネルギーを回復させ、〈考える心〉を静め、ストレス反応の生理的覚醒とその結果として生じる健康への害を打ち消します。これに対して、喜びなどいくつかのポジティヴな情動は、私たちの注意をとらえ、〈太古の心〉の構造を活性化させる刺激をともなっています（たとえば恍惚は、興奮性の高い情動的状態です）。このような賦活性のポジティヴ情動は、ネガティヴ情動の回路やストレス反応のスイッチを切り、ストレスからの回復を可能にすることによって、治療的効果を発揮しているようです[14]。

●ネガティヴな情動を抑制し、ものごとの対処力を高め、人生の見通しをよくします。ポジティヴな情動は、落ち着いて問題に対処するのを助けてくれます。

●目標達成のためのエネルギーを高め、探索や発見に向かう気持をうながし、人生の課題に取り組むための意欲を増進します。

●ワーキングメモリの内容や、自己の境界を維持する定位の皮質を変化させることによって、たとえば至高の力を感じるなど、自己よりも大きな何かを感じる感覚を誘いだします。

●開放性、結びつき、協力、分かちあい、利他主義、愛などの向社会的行動や、進んで平和的交流をする態度を促進します。

●明晰さを高めて精神機能を向上させ、創造性や問題解決の能力を高め、実行性や生産性を向上させます。

ほんの数分間、ポジティヴな情動を経験するだけで、それに同化し、日常の悩みから気持をそらせたまま一日を過ごせることもあります。崇敬の念や畏怖の念は非常に強力で、その記憶が、人生の可能性を示す指標になる場合もあります。〈太古の心〉にアクセスする努力をすれば、心身の幸福を高めるポジティヴな情動を誘発する〈太古の心〉の能力の恩恵を受けることができるのです。

生まれつきポジティヴな人、ネガティヴな人

世の中には、楽天的な性格で、まわりは楽しいことだらけという人もいますが、その一方で、ものごとをおおげさにとらえて、自分はくたくたに疲れている、しなくてはいけな

いことがありすぎて時間が足りない、あれもこれも大変だと愚痴をこぼす人もいます。あらゆることを悲観的にとらえ、陰々滅々とした人生の展望をみんなと分かちあいたがる、人騒がせな心配性の人たちです。

なぜ情動のスタイルがポジティヴな人とネガティヴな人がいるのでしょうか？　それには遺伝子も関係しています。パーソナリティのかなりの部分が遺伝的であることは、双生児研究であきらかにされています。それに、すでに述べたように、左右の前頭葉の相対的な活動性には個人差があります。この差異は情動のスタイルと相関しており、乳児でも見られます[15]。リチャード・デイヴィッドソンとネイサン・フォックスは、脳の前方部の非対称性は、生後一年以内で個人差が見られること、ストレスのかかる状況（たとえば少しのあいだ母親と離すなど）に対するその子の反応の重要な諸面が、その個人差によって予測できることをあきらかにしました。またハーヴァード大学の発達心理学者ジェローム・ケイガンは、多くの人が家庭で経験すること――乳幼児はそれぞれちがった気質をもっている（たとえば内気だったり大胆だったりする）ということが、脳の活動性のパターンと対応していることを実証的に示しました[16]。

個々人の〈太古の心〉は、一定不変の万人向けのモデルではありません。各人がそれぞれ、ポジティヴあるいはネガティヴな情動のスタイルに向かう傾向を生まれもっているのに加えて、子どもの頃の生育環境をはじめとする生活環境も関係しています。ネガティヴな情動のスタイルに向かう傾向を生まれもった子どもでも、強いストレスのかかる出来事のない環境で育てば、ネガティヴな情動のスタイルは表立ってあらわれないかもしれません。また、幼いときにストレスの多い体験や心の傷が残る体験をすると、情動障害になるリスクが高くなります（子どものときに虐待や、ネグレクトや、心的外傷を受けた経験がある人は、胃腸病にもかかりやすくなります）[17]。つまり特定の情動スタイルの素因を遺伝的に受け継いでいても、一定レベルの環境ストレスがなければ、その素因がまったく発現しない場合もあるのです[18]。

しかし〈太古の心〉にアクセスすることを学べば、遺伝的な影響や生育環境、生活環境のいかんにかかわらず、情動の天秤をポジティヴに傾けることができます。ダニエル・ゴールマンは著書『EQ―こころの知能指数』のなかで、セルフ・アウェアネス、衝動の制御、共感などの情動的なスキルを適切に訓練すれば、気質は運命ではない――子どもたちの情動のスタイルをいい方向に変えることができると述べています。たとえば乳幼児の研究で、臆病な気質をもった子どもでも、五歳頃になると臆病なところがなくなる子どもがかなりの割合でいることがあきらかにされています[19]。また、さいわいなことに、リラクセーションやCR（第6章参照）を取り入れた認知行動療法などの心理療法の研究で、おとなでも情動のスタイルを変えられることを示す説得力のある証拠が出ています[20]。

フロイトは、現代の心理療法につながる基本的な洞察をしたという点では大きな功績がありますが、マサチューセッツ大学の心理学者、シーモア・エプスタインが指摘しているように、フロイトの考えの根底にある、「情動的にさいなまれた無意識」という説には、進化的に見てほとんど意味をなさないという重大な弱点があります[21]。フロイトは、あたかも情動が、抑制のきかない危険な激情だけからなっているかのように書き、その情動的な無意識が、長い人類進化の過程で、生存を監督するという役目を担ってきた結果として、独自の直観的な智恵を発達させたという点を考えに入れませんでした。しかし情動的な無意識は、抑圧された性的欲求や悪徳の泥沼であるどころか、人間の心の本質的、適応的な部分なのです。すでに触れたように情動は、〈太古の心〉が進化した長い年月にわたって、日常生活に対する内部のガイド役を務めてきました。

私たちの祖先に、困難な課題を克服させ、地球上の優勢な種として人類が誕生するにいたったほど有効な生活様式をつくりあげさせたのは、つまるところ、〈太古の心〉でした。人類の進化上の成功は、一般に言語や道具の発達に帰されていますが、情動も重要な役割を果たしました。情動は、人間を害から守る、生存とコミュニケーションのためのメカニズムとして働き、分かちあいや協力や非言語コミュニケーションを容易にし、人間を食べ物や配偶相手に近寄らせ、生存を促進するものごとのほうに向かわせました。私たちの種としての存続は、〈太古の心〉の智恵と情動に負うところが大きいのです。

人類の進化過程の大部分においては、〈太古の心〉のネガティヴな情動（たとえば恐怖）

は、急性の具体的、物理的なストレッサー（ストレス要因）によって活性化され、持続も短時間でした。〈考える心〉にもとづいた意識が可能にしている、不安、ネガティヴな内部のモノローグ、慢性的・拡散的・抽象的なストレス要因といったものは、今日の私たちは「普通」だと思っていますが、実は、人類の歴史上で見ればごく最近、進化的な時間の観点に立てばほんの一瞬前の産物にすぎないのです。進化的な変化は、何千世代にもわたってゆっくりと起こるので、現代生活の新奇な様相である、〈考える心〉のストレスに、〈太古の心〉が近い将来適応するとは考えられません。私たち人間は、〈考える心〉の現代的な世界ではなく、祖先の生活や〈太古の心〉にあわせて設計されています。そしてそれは、今後も長いあいだ変わらないのです。〈考える心〉の現代的な世界が、進化によって設計された心のじゃまをしていると言ってもいいでしょう。現代のストレスの根本原因は、〈考える心〉の意識と〈太古の心〉の意識、現代の世界と太古の世界との食いちがいなのです。

問題は、私たちが、たえまない内部のモノローグや、すぐれた認知力、強い自己感をともなった〈考える心〉にたぶらかされて、〈考える心〉を単なる自分の一部ではなく、自分そのものだと信じ込んでしまっているところにあります。〈考える心〉は、幸福とテクノロジーの進歩や物質主義とを同一視する文化や、快適さや幸福や生活の向上の鍵は〈考える心〉だとみなす文化によって強化され、いまでは私たちが世界についてもつ根本的な信念の基盤を形成し、現実の単独裁定者になっています。「サピエンス（賢い人）」という人類の名称も、私たちがみずからの認知能力を重視していることのあらわれです。私たちは、もう一つの心や知能や意識の存在を忘れてしまっているのです。

人類は、自己意識的な〈考える心〉が出現し、それにともなう自由意志や技術の高度化が出現したときに初めて、直接的な自然淘汰の制約からはずれ、持続性の不安のように不適応な特性を発達させることが可能になったのです。セルフ・アウェアネスや高度な認知能力は、多数の利点をもたらしました。しかしそのような進展には、大きな犠牲がともないました。不適応なネガティヴ情動がつくりだされ、ポジティヴ情動が抑制されたため、自然なバランスがくずれてしまったからです。その結果が、世界規模のうつ病の増加であり、集合的な情動の危機であり、存在不安なのです。その影響は子どもたちにさえおよび、いまの子どもたちは先の世代よりも孤立し、問題が多く、抑うつ状態にあります[22]。

このような状況に対処するために開発された心身のテクニックのほとんどは、身体に直接作用する（ストレス反応を最小限に抑える）か、意識にのぼる感情や思考や行動を変化させることによって、治療的効果を発揮します。そこにもう一つ、より根本的に作用するテクニックをつけ加えましょう。それは、現代の世界に遅れないでついていくために、私たちがやむをえず採用した不自然な衝動を相殺する方法、〈太古の心〉や古代の精神状態を意識的に復活させ、古代の生活のもっともポジティヴな諸面とふたたびつながることのできる方法です。

第5章 古代の生活

古代の祖先は「利他主義」

古代の祖先は、自然の力から身を守るすべをほとんどもっていなかった頃、いったいどのようにして飢饉や洪水などの災害を耐えぬき、それを克服していたのでしょうか？

彼らはおもに、自然選択によって形成された情動や、行動や、ものごとに対する姿勢を頼りに、それをなしとげていたのです。

すでに見たように、非言語コミュニケーションなど、〈太古の心〉に根ざした行動の多くは、生存にとって決定的に重要でした。また、これから見ていくように、〈太古の心〉の適応的な姿勢は、楽観主義と（時おりの）現実的な悲観主義のバランスを維持することによって、生存を促進しました。

〈太古の心〉とふたたび結びつくことを学ぶ準備として、〈考える心〉が出現する前の、

〈太古の心〉が統轄していた生活がどんなものであったかを、より明確に把握しておくと参考になるでしょう。物質的な「進歩」にとりつかれた〈考える心〉が、先輩のパートナーをおとしめ、その価値を下げる仕事を徹底的に遂行したことを考えると、なおさら検討しておく必要がありそうです。

古代の生活が身体的にきびしいものだったのはまちがいありませんが、人類学の最新の解釈によれば、〈考える心〉が出現する前の世界は、ストレスに対する強さや社会的支援にくわえて、利他主義という表現がもっともよくあてはまる一種の共同的姿勢によっても特徴づけられていました。私たちの祖先がそのような資質をもっていたとみなされるのは、「高貴な野蛮人」という理想化された観念にもとづいた解釈ではなく、そのような性質のほうが適応的で、生存を確実にできるという単純な事実にもとづいています。生存が促進されれば繁殖の成功度も高まるので、そのような特性をもつ子孫が増えていきます。

また〈太古の心〉についてすでに学んだことから、古代の生活は、今日から見るとうらやましくなるほど活気に満ちたものだっただろうという推察もできます。内部のモノローグや合理的な自己意識にとらわれていない古代人のアウェアネスは、「現在」と深く融合していました。みずからを森羅万象から切り離された個別の存在とはみなしていなかったので、疎外感や実存的な孤独感を抱くこともありませんでした。彼は周囲の世界との完全なつながりを感じていたでしょうし、その世界では、生きものが人格を備えたものととらえられ、神秘や神性が普通の現象として受けとめられていたことでしょう。小規模な血縁者集団（バンド）の人びとや特定の場所に密接に結びついた彼の生活には、自分自身と家族の生存という明確な目的があり、それは周囲の環境に適切に反応することによって達成されました。

古代の生活に関連することがらにはネガティヴな印象がつきまとっていますが、それは、一つには、〈考える心〉が単に事実を誤解しているためです。

原始人は凶悪で、攻撃的、暴力的だと決めつける見方は、一九六〇年代という近年に、解剖学者レイモンド・ダートによって広められました。ダートは一連の論文で、人類学上の証拠を再検討し、私たちの祖先は「暴力で生け捕りにした獲物をたたき殺し、つぶれた体を八つ裂きにして、その熱い血で貪欲な喉の渇きをいやし、もだえ動いている、打撲で色の変わった肉をがつがつとむさぼり食う、肉食動物だった」という結論を出しました[1]。

しかしその残忍な「殺し屋類人猿」の肖像は、長続きしませんでした。世界的に有名な人類学者のリチャード・リーキーによれば、私たちの祖先は、狩猟よりも採集にはるかに大きく依存していました[2]。それに〈太古の心〉は、物理的な環境にみごとに同調していたので、労働の効率はきわめて高かったのです。狩猟採集生活者たちは、一日分の食物を三、四時間で集めることができたので、実は今日の私たちよりもたっぷり余暇があったのです[3]。さらに重要なことに、狩猟採集生活をうまくなしとげるためには、今日の個人主義的な社会とはちがって、協力や相互依存を促進する社会システムが必要でした。一九七〇年代後半にハーヴァード大学の考古学者グリン・アイザックが、人間の本性を形成した力として狩猟を重視する考えを転換させる重要な記事を『サイエンティフィック・アメリカン』誌に書きました[4]。アイザックの見解によれば、人間が過酷な世界で生きのびられたのは、母子間で普通におこなわれていた食物の分かちあいと、成人女性から成人男性への分かちあいを含む分かちあいのネットワークの組織的な拡大のおかげでした。アイザックは考古学上の証拠を引いて、肉は古代の食生活の重要な構成要素だったが、狩猟よりも動物の死骸あさりによって得られた可能性のほうが高かったと示唆しました。死骸あさりも非常に効率のいい活動です——豹が置き捨てた獲物は、一日分の食物になるし、わずか半時間で調達できるからです。

一九六六年にシカゴ大学で開催された、「人間と狩猟」についての学会では、ほとんどの狩猟採集社会で植物性の食物の採集が重要なカロリー源だったことがすでに認められていました。道具は、のちに狩猟の効率を上げた技術上の大進歩の一つですが、最初は植物、卵、蜂蜜、シロアリ、アリなどを採集するため、そしておそらくは小型の穴居性動物をつかまえるために用いられました。動物の獲物に関係した最初の道具は、動物の死骸の骨を砕いて脂肪分の豊富な骨髄を露出させたり、肉を食べられる大きさに切ったりするための道具であった可能性が高いのです[5]。

言うまでもなく、そのような分かちあいや協力が人類進化の根本的な要素だったという見解は、古代の人間はつねにユートピア的な理想にかなう生きかたをしていたという主張とは違います[6]。残忍な野蛮さというイメージが証拠とかみあわないと言っているにすぎません。リチャード・リーキーは、「殺し屋類人猿」というパラダイムは「人類がこれまでにもった、もっとも危険で有害な考えの一つだ」と述べています。

実際、古代の人類は、ほかのどの種と比べても、攻撃的な行動をとる傾向がとくに高くはなかったと考えられています。『文明化以前の戦争（*War Before Civilization*）』（一九九六年）の著者、L・H・ケリーは、初期の社会の暴力は標準ではなくむしろ例外だったと述べています[7]。先史時代の戦争のほとんどは、生態系の変化や気候の変化と対応した不測の災害によって、生きのびるためにやむなくほかから奪う強い圧力がバンドにかかったために起きたものでした。先史時代の大部分では、平和のほうがずっといい選択肢だったのです。

人類学者の指摘によれば、戦闘や意図的な外傷による死を示す証拠が、より一貫して見られるのは、組織化された集団によって都市が建設され、農地の所有を示す境界がきちんとひかれるようになってからのことです。組織化された暴力にむかうこの転機が、切り離された抽象的思考を可能にする、個別化された自己意識の出現とほぼ同時期にはじまったのは、偶然ではありません。

より広い視野からここで指摘しておかなくてはならないのは、進化的な観点から見ると、過剰な攻撃性は、過剰な持続性の不安と同様に適応的ではないということです。未開の原野で生きのびていくためには、ある程度の強引さや精神の強靭さが必要だったでしょうが、進化の記録によれば、長期の生存は、敵意や「支配権」の主張よりも、協力や環境との調和にかかっていました。

皮肉なことに、野蛮な「穴居人」というポップカルチャーの発想は、おもに氷河期ヨーロッパのネアンデルタール人やクロマニヨン人についてのまちがった仮定にもとづいていています[8]。ネアンデルタール人は七万五〇〇〇年前にドイツのネアンデル谷で栄えていました。クロマニヨン人は、発見されたフランスの地名にちなんでつけられた名前で、約五万年前からおそらく一万年前まで生きていました。

しかしこれらの古代人類たちは、鈍感な野蛮人であるどころか、〈太古の心〉の諸面に導かれて、西洋の美術や音楽の誕生に中心的な役割を果たしたのです。ネアンデルタール人の遺跡で笛の破片が発見されていること、言語はわずか三万五〇〇〇年前に発生したとされていることを考えあわせると、ネアンデルタール人は言葉をもつ前から楽器を演奏していた可能性があります[9]。

〈太古の心〉の働きについてさらに豊かな洞察をもたらすクロマニヨン人の洞窟画は、およそ一万五〇〇〇年前に、フランスのラスコー洞窟の岩壁に最高傑作を開花させました。馬や牡鹿や牡牛が人間の姿とともに、生命力に満ちた奔放なイメージで鮮やかに描かれているのです。また三万二〇〇〇年前の遺跡でも、みごとなできばえの馬の彫刻が発掘されていますし、三万年前頃のものと推定されている、象牙製の小さな人物の頭部も発見されています。

〈太古の心〉が産みだしたこのような作品には、くり返し見られるモチーフがあり、そのようなモチーフは今日でも美術や文学のなかで流通しています。多くの思索家は、この連続性を、非言語性の感覚イメージとして脳に組みこまれた、無意識の情動記憶のあらわれと解釈しています。「原型」と呼ばれるそのような反復性の心的パターンは、二〇世紀にカール・ユングが創始した心理学の学派の基礎になっています。幼鳥の脳に組みこまれた歌のように、ほぼすべての文化で、一定のイメージ（父親像ないしは「王」、母親像ないしは「女王」、恋人、既成の秩序に挑戦するトリックスター）の表現が見られます。これらは、それぞれの社会に特有の神話や伝説を貫く共通の糸です。

今日に生きる人はだれも、〈考える心〉が出現する前の生活がどのようなものであったかを正確に示すことはできませんが、一九六〇年代および七〇年代に実施された大規模な研究プロジェクトのなかで、ほかとの接触のない狩猟採集社会を観察する稀少な機会を得たハーヴァード大学の人類学者のチームが、ボツワナのクン族を研究しました[10]。その結果は、遠い過去の人工遺物にもとづいておこなわれた先行の考古学研究の所見を確証するものでした。

クン族の人びとは、辺境の砂漠という環境にもかかわらず、二〇世紀まで、それなりの生活を送ってきていました。社会単位は小規模な移動生活のバンドからなっており、バンドの構成人数はおよそ二五名（男女およびその子ども）でした。バンドどうしはたがいに交流があり、大きな社会ネットワークを形成していました。二〇世紀のクン族は、熟練した狩猟生活者で、依然として環境と緊密に同調し、私たちの理解を超える綿密さで環境を把握していました。男は動物の死骸あさりや狩猟を、女は植物性の食物を採集していましたが、肉が手に入る可能性はつねに不確かだったので、食生活は植物性の食物のほうが大きな割合を占めていました。

古代人の幸福

ここでもう一度、幸福の秘訣は自然のなかで食物を調達して生きることにあると言っているのではないという点を、強調しておきたいと思います。私が言いたいのは、〈考える心〉の物質的な「進歩」の成果を賢明に享受しながら、それと同時に、身体的、情動的な幸福を促進する〈太古の心〉の直観的な方法からも恩恵を受けるべきだということです。地に足のついた幸福を促進する脳の部分にアクセスするために、ヨーロッパの洞窟やアフリカの平原に戻る必要はありません。

古代の生活のなかには、エクササイズやリラクセーションの時間、太陽の光や自然環境にたくさん接すること、孤独と社会的支援の両立など、回帰することで大きな恩恵を得られる面がいくつかありますが、アクセスすることを学ぶ必要があるのは主として古代の精神状態です。私たちはその精神状態において、通常私たちの知覚にフィルターをかけて制限している、〈考える心〉の言葉のスクリーンや主観／客観の関係性を回避することを学びます。そうすると、経験をただ観察するのではなく、遠い祖先がしていたように、経験に入り込むことができるようになります。そして経験に入り込むと、日常の自己感が失われ、みずからの存在をはるかに直接的にしっかりと、より大きな現実の一部として把握できるようになります[11]。

〈太古の心〉にアクセスすると、清明な集中した状態になり、感覚や知覚が鋭く豊かになります。すると、考えている状態ではなくただ存在する状態、アウェアネスが現在と融合した状態になります。それは砂浜で一人、遊びに熱中し、分単位や時間単位ではなく一日中、砂をすくったり動かしたり、掘ったり、模様を描いたりながめたり、砂の城を作ったりしている子どものように、完全に没入した状態です。

このような超越的な精神状態は、近年に、さまざまなテーマのもとで心理学者によって探究されています。ミハイ・チクセントミハイは、二〇年あまりにわたって数千人の人びとを面接調査し、彼が「フロー」と名づけた特徴的な精神状態について書いています。フロー状態にある人は、いまこのときにあまりにも没頭しているので、ものごとが何の苦もなくすらすらと運び、最大のエネルギーを引き出せるリラクセーションの状態にあるのを感じます。その心は、どこかにさまようこともなく、過去や未来を意識して、あるいは人生の不愉快な局面によって、乱されることもありません。

チクセントミハイは著書『フロー体験　喜びの現象学（*Flow: The Psychology of Optimal Experience*）』のなかで、フロー状態の典型的な特徴の一つは、時間の流れかたがふだんとちがって感じられることだと書いています。フロー状態のときは、私たちが時計で測る、客観的な外部の時間の流れは関係がなくなります。フロー体験を語っている人のほとんどは、時間の進みがふだんよりずっと速く、数時間が数分のように感じられると言っています。しかし、消滅するのは時間の境界だけではありません。チクセントミハイは次のように書いています。

アウェアネスの閾値の下に落ちていくのは自己という概念である。人びとはもはや、自分を自分がしている行為と切り離されたものとして意識することはなくなる。自分がだれであるかを一時的に忘れることができるのは、非常に楽しいことらしい。「周囲の世界から切り離された自己」という感覚が失われると、周囲の世界との一体感や自己超越感、自分の存在の境界が広がっていくような感じが引き起こされて、その人は新たな現実に——それまでは思いもよらなかった意識状態に移行する。その意識状態の結果として生じる特徴的な感情は、喜びと畏怖と驚異の念である[12]。

チクセントミハイは、あらゆる階層の人びとに見られるこの体験を、「恩寵」「恍惚」といった言葉を使って表現しています。そして、フロー状態がもっともよく起こるのは、ロッククライミング、作曲といった自分の好きな活動をしているときだが、音楽を聴いているときや美しい自然を見たときに、それに反応して自発的に起きることもあると指摘しています。また彼は、人はだれでもときどきフローを体験すると述べ、フロー状態に到達する鍵は注意の集中とリラクセーションであると書いていますが、それは東洋の伝統において描写されている瞑想状態に入る前段階とよく似ています。クン族についても、あるいはほかのどんな原始的な民族ついても、彼らが送っている生活や送っていた生活を「フロー」という面からとらえた直接取材による報告はありませんが、そのような結びつけをするのは飛躍ではありません。

ナチュラリストのベルンド・ハインリッチは著書『メインの森の一年（*A Year in the Maine Woods*）』のなかで、鹿狩り用のブラインド（隠れ場のテント）のなかに座って、見張りながら待っていたときのことを書いています。自然に囲まれていた彼は、しだいにそれに引き込まれていきました。そしていつしか、彼が自然になっていました。気がついたときは、理性的な思考をまったくしないまま、一時間以上たっていました。詩人のアンドルー・マーヴェルも、「緑の木陰の緑の想い」を語っています。古代の〈太古の心〉にもっぱら頼っていた古代の人間は、もっとよくそういう状態になったでしょう。世界から切り離された、内省的、抽象的な様式の思考はまったくなかったのですから。

人間性心理学者のエイブラハム・マスローは、研究生活の後半を費やして、彼が「至高体験」と呼んだ、古代の精神状態のもう一つの面を研究し、それについてたくさんの文章を書きました。健康の心理学の探究を開始して新分野を開いたマスローは、彼が「自己実現をしている人」と表現した情動的に健康な人は、強い畏怖の念や歓喜や至福を感じるときがあると答える傾向がある、ということに気づきました。そうした至高体験のあいだ、その人は一体感や全体感をもち、自分の力が頂点にあると感じます。至高体験は、その人のもっとも幸福で健康な、もっとも充足した時間ですが、これもまた一般に、自己意識や世界との分離が消滅します。

古代の精神状態について私たちが観察したことを、以下にあげる、マスローが記述した至高体験の特徴と比較してみましょう[13]。

1．知覚は比較的、自我がない。個々人は対象と融合してより大きな全体になる。対象は、ほかの何かに対する関係性や目的や有用性から解放されて見える。

2．過去や未来に対するアウェアネスが失われる。その人はその瞬間のなかだけに生きて、いまここに完全に没入する。時間や空間のゆがみが起こる。

3．正常なふだんの意識が拡大されて豊かになり、「より高く」より直接的な意識状態にある、ものごとの真の本質を知覚していると感じる。この変性意識状態は、本人に対して持続的な影響力をもち、ふだんの生活を送っている鈍い状態のときにも呼び出すことができる。

マスローが見いだしたのは、「人はこのような体験から、歓喜や恍惚や至福が実際に存在し、それらを自分が得られるということを学べるし、また実際に学んでいる」ということでした。また彼は、あまりにも合理的、物質主義的すぎると――言いかえれば、〈考える心〉にかたよりすぎた生きかたをしていると――至高体験をもつ妨げになるという結論も出しています。彼は古代や原始的なものに対する現代の偏見を共有するどころか、至高体験をもてない状態を、人間らしくない、低くて劣った状態とみなしたのです。

マスローは、研究の初期段階では、「神秘的」な体験について懐疑的で、超自然的なものについての話と一緒に無視していたのですが、情動的に健全な人たちが一貫してそのような体験を報告していることに気づいて以来、考えを変えました。かつては「信じがたい、ばかばかしいと鼻であしらって、たぶん幻覚だろう、病的なものかもしれないと思っていた」彼が、至高体験を、「あらゆる疑念や弱さが置き去りにされる、純粋でポジティヴな幸福のとき」とみなすようになったのです。

フロー状態も、至高体験も、神秘体験と呼ばれているそのほかのものも、〈考える心〉にもとづいた通常の自己意識とは質的に異なります。それらを特徴づけているのは、一体感ないしは全体性、個人の自己がリアルではなくなる（あるいは消滅していく）感じ、時間を超越したような感じやアウェアネスの範囲が大きく広がった感じ、崇敬の念や畏怖の念、言葉にならない気持です[14]。

第2章でとりあげたように、アンドルー・ニューバーグの定位連合野に関する研究は、神秘家がもつ宇宙との一体感や、瞑想や詠唱、あるいは陶酔的なダンスを通してしばしば到達される究極的な超越感に、生理学的な説明をもたらしました。これらはすべて、定位連合野への反復性の感覚入力を引き起こしますが、定位連合野はこの種の刺激を十分に受け取ると、活動を停止します。その結果、身体の境界の知覚や自己が消滅するというわけです。

神秘状態の顕著な特徴の一つは、考えるのではなく「わかる」、直観的な「リアルさ」です。世界がいつもより直接的に知覚され、通常の覚醒意識の鮮明さや豊かさが大きく向上します。神秘家や神学者はこの体験を、大きな広がりをもつ新たな知覚認識があらわれて通常の自己感が一掃される、もっとも高次の意識状態として記述しています[15]。

こうしたフロー状態や至高体験は、初期の考察が発表されて以来、情動の研究者によっても探究されています。一部の研究者は、神秘的な畏怖の念とは、独自の生理的作用——胸部の拡大感、寒気、涙管からの涙の湧出、喉のしめつけ——をもつ基本的情動なのではないかと考えています。ひょっとすると畏怖の念は、人びとに思いやりや寛大さをもたせるような、一種の適応的な道徳的インスピレーションとして機能しているのかもしれません。そして道徳性は、直観と情動によって動かされる、〈太古の心〉の固有の一部なのかもしれません[16]。

情動研究者のジャーク・パンクセップは、利他主義と呼ばれる、思いやりのある寛大な姿勢が、人間の脳の発達と拡大に重大な役割を果たしたと考えています[17]。すでに見たように、私たちの祖先は、たがいに苦しめあうことによって生きのびたのではなく、たがいに助けあって狩猟や食物採集をし、捕食者から身を守ることによって生きのびました。みんなが眠っているあいだにだれかが見張りをするという単純な行為が、生存するうえで大きな利点になったのです。利他主義は、あらゆる種類の協力や分かちあいやコミュニケーションを——すなわち人類の進化を形成した原動力を、促進しました。心理学者のジョナサン・ヘイトは、人びとを動機づけてより利他的にさせる、この道徳的インスピレーションを「高揚《エレヴェイション》」という言葉で表現しています。彼は、高揚も独自の生理的作用と動機づけの効果をもっているので、個別の情動とみなすべきだと考えています[18]。

利他主義が人間に特有ではないという事実は、利他主義は適応的だったから自然淘汰の過程を生きのびて私たちのなかに本能として組み込まれているのだという議論をむしろ強めます。たとえばチンパンジーにも、なぐさめ、分けあい、仲裁、もめごとのあとの和解などが見られます。このような向社会的行動が、「互恵的利他行動」の理論（近縁者どうしが好意をやりとりすることによって、たがいが共有する遺伝子の存続を確実にする）にしたがって、人間の道徳性の基盤となったという強力な議論もあります[19]。

また、高揚は一種の畏怖の念で、自分自身よりも偉大な何かを前にしているという感じを生じさせるのではないかと考えている研究者もいます。偉大な宗教指導者が強い影響力をもっているのは、一つには、畏怖の念ないしは高揚を生じさせるためなのかもしれません[20]。

テクノロジーの進歩した文明社会の悲劇は、古代の生活の過酷なネガティヴ要素から私たちを守ってくれる一方で、もっともインスピレーションを生じさせるポジティヴ要素から私たちを切り離してしまうことです。毎日同じルートをとって車や地下鉄で通勤していると、至高体験はきわめてまれになってしまいます。日々の仕事で爽快なフロー状態になれるのは、めったにない幸運なときに限られます。郊外の自宅のリビングルームでくつろいでいるときも、ケーブルテレビのチャンネル数がどれほど多かろうと、畏怖や恍惚にはめったに遭遇しません。すばらしい日没や満天の星の代わりにあるのは、テレビドラマです。心を落ち着かせる静けさの代わりにあるのは、ラジオのトーク番組。自然界のリズムの代わりに、インスタント・メッセージ。それに私たちは、ゆったりと夢想にふけったり、リラックスしたり、ただ生きる喜びを感じたりするよりも、何かを「達成」していないとうしろめたい気持になります。

古代の精神状態は、西洋の世界観が経験を許してきた世界よりも、ずっと不思議な世界に私たちが生きていることを示す証拠です。古代の精神状態は喜びや驚きや魅惑を再び体験し、接触を失ってしまった世界を再び体験することを可能にします。この意識状態では、不安や懸念など俗事の世界が後方にしりぞいて一時的に消え、別次元の満たされた超越的体験が生じます――美、神秘、それに恍惚さえ生じます。畏怖の念を感じさせるこの体験は、アウェアネスの下の生命のありかたを示す画期的な記憶となって、信念の限界を広げ、心に栄養をあたえ続けます。生命には連続性と意味があり、ものごとはともかくも、おさまるべきところにあるという古くて深い安心感を高めるのです。

遠い昔の初期人類が、身体的にきびしい生活を送っていたのは疑いのないことで、あえて戻りたいと思う人はほとんどいないでしょう。しかしながら私たちは、快適さを得るために高い代償を払ってきたのです。

ここから先の章では、〈太古の心〉とのコミュニケーションを回復し、奥深くしまいこまれた情動の叡智や、深い安定をもたらすイメージを活用する方法を探ります。そして次のような医学的事実を心にとめることにします。深いリラクセーションと休息は私たちをよみがえらせ、孤独は回復を、自然はインスピレーションを、運動と明るい光は活力をもたらす。生命はリズムをもち、「いまこのとき」に専心している。そしてポジティヴな情動は健康に不可欠である。

第二部

〈太古の心〉のパワーを取り戻す

第6章 害のある考えをコントロールする

カートはある会社で三年間働いていました。仕事は好きだったし、経営者にも気に入られ、勤務評定は「良好」がたくさんあって、「優秀」も一、二ありました。しかし景気が落ちて会社が人員削減をはじめ、彼のポストはなくなることになったと、その期日のわずか二週間前に通告されました。輝かしい未来が一転し、この世の終わりのような気がしました。

「どうしてこんな目にあわなくてはならないのだろう」と、カートの〈考える心〉のモノローグがはじまりました。

「いつも運が悪いんだ」

「こんな仕事はもう見つからないに決まっている。この不景気では」

悲観的な見通しをもったカートは、一カ月ほど不安と抑うつにおちいりました。やる気を起こして、もうおしまいだという気分を克服することができなかったのです。あまり眠れず頭痛もあったのですが、それでもようやく、履歴書を書いて職探しをはじめました。すると驚いたことに、すぐに数社と面接の段取りがついて、そのうちの二社から採用通知がきたのです。最終的に決めたポストは、前の仕事よりかなり給料がよく、勤務地も自分の好きな地域だったし、社用車も使えました。しかも入社から半年後に、管理職に昇進し、それにともなって給料も大幅に増えました。

私たちはかなりの程度、自分の状況を自分でつくっています。〈考える心〉は、論理と線形分析にすぐれているとされていますが、空転してコントロールを失いやすく、そうなると、ネガティヴな面ばかりを誇張してポジティヴな面は計算に入れない筋書きを勝手につくりあげます。

しかしすでに見たように、私たちの深いところ、すなわち〈太古の心〉のなかには、もっと地についた「自己」があり、それは幸福に対する強力な直観を――〈考える心〉のアンバランスを克服するのを助けてくれる直観を備えています。その自己こそ、私たちがみずからの思考を制御して、健全な世界観にむかわせようとする意志の源なのです。生活のストレスをつねに排除できるわけではありませんが、適切な努力をすれば、ストレスに対する反応を緩和することはできます。

内部のモノローグを制御して〈考える心〉を静めるための主要な方法に、「認知の再構築」と呼ばれる方法があります。この方法は、ネガティヴな思考がネガティヴな情動を生みだし、それがストレスの神経回路を活性化させるという研究結果にもとづいています。そのストレスが、さらにネガティヴな情動を引き起こして、関連のホルモンが全身の反応を誘発し、先にお話しした心身の症状を生じさせます。

この有害なサイクルのごく初期の段階で、自分のネガティヴな思考を認識して、それを変える方法を身につけることによって、そのフィードバック・ループを回避し、ストレスによる病気の発生を止めるというのが、認知の再構築のロジックです。

われ思う、ゆえにストレスあり

冒頭にあげたカートの話と同じように、最初はどうしようもないと思えたことが、あとになってみると結局は考えていたほど深刻ではなかったという経験はだれにでもありますし、ときには、結果的に見てそれまでの人生で最良の出来事だったという場合さえあります。そういうときに自分の反応を客観的にふり返ってみると、最初の考えが必要以上にネガティヴすぎて、事実とのバランスがとれていなかったことに気づきます。そうなるのは、内部のモノローグが、実際に存在する以上の脅威を想像でつくりあげてしまうためです。

この内部のモノローグは、次にあげるような理由から、問題をいっそう大きくするだけです。

●内部のモノローグは雑音を生みだして私たちの気をそらし、いまこのときに「いる」ことをじゃまします。その結果、私たちは、〈太古の心〉を通して世界を直接的に体験するのではなく、まるで人ごとのように、心ここにあらずという状態で生きることになります。直接的な体験から疎外されて、日常のものごとのなかに生気や本物らしさを感じなくなるのです。

●内部のモノローグは自分と人との違いや、自分と周囲の世界との違いに焦点をあわせ、そのような違いを意識して心の平衡を失います。六万ドルの年収で満足して暮らしていたのに、昔のルームメイトの年収が一六万ドルだと知ってしまうと、それができなくなるのです。〈考える心〉のモノローグは、果たせなかった期待や、孤立したり不当なあつかいを受けたりした経験、人生にまつわる全般的な挫折感などを強め、さらに有害な罪悪感や不安を生じさせます。そうしたネガティヴな情動は心をうちのめし、集中力や、日々の活動を実行する能力や、意欲をそこないます。

●内部のモノローグは、意識にのぼらないストレス反応の引き金を引きます。その無意識の精神的・身体的覚醒がストレスを受けやすい傾向をつくりだすのですが、そうするとネガティヴな思考や情動がさらに起きやすくなります。そして私たちは、習慣化したネガティヴ性とストレス反応のサイクルにはまります。そのサイクルは精神機能をそこない、不都合な世界観を形成します。

●内部のモノローグは、地についた自己感をもつことを妨げます。

内部のモノローグは自動的で、ほとんどは意識の範囲外で起こるので、私たちはそれが自分におよぼしている影響に気づきません。内部のモノローグは、ストレスがかかる状況に直面すると、「視野狭窄」になってその問題に焦点を絞り、それだけでいっぱいになってしまいます。そのために私たちは、認知療法のセラピストが「悲観的な自動思考（negative automatic thoughts：ＮＡＴ）」と呼ぶものによりかかる癖がつきやすいのです。

たとえば、重要な試験を受けようとしているときには、次のような自動思考が生じるかもしれません。

●「こんなこと大嫌いだ」
●「受けたくない」
●「落ちたらどうしよう」
●「準備不足にちがいない」

上司が会いたいと言っているという伝言を受けたら、こんな自動思考が起こるかもしれません。
●「またか、いやだな」
●「今度は何がまずかったんだろうか」
●「なぜ僕が?」
●「くびにされるんだろうか?」
悲観的な自動思考（NAT）は一般に、結論にとびつき、ものごとを実際よりも悪く考え、ささいなことを大惨事のようにとらえるという最悪のシナリオをたどります[1]。

フィラデルフィア・プレスビテリアン病院のデイヴィッド・バーンズ博士は、認知の再構築の先駆者の一人ですが、彼はこのような自動思考のフィルター作用を、世界の見え方をゆがめてネガティヴなものしか通さない、度の強い眼鏡になぞらえています[2]。フィルターで除去されてしまうのは、言うまでもなく、ポジティヴなものです。

このタイプのふるい分けは、進化的な観点から見ると、前述したのと同じ生存本能に根ざしているのではないかと思われますが、問題は、この「視野狭窄」が、今日の私たちが直面するたぐいの脅威に対しては、もはや役に立たないというところにあります。獰猛な肉食獣に遭遇してしまった先史時代の祖先たちは、目の前の脅威だけに焦点をあわせたほうが、生存できる可能性が高かったでしょう。また、意識的な熟慮をせずに、すみやかかつ自動的に反応する必要もありました。サーベルタイガーがそこらじゅうにいるような世界では、最悪の事態を想定して、それにしたがって反応したほうが身のためでした。茂みがガサゴソ鳴る音を聞いて、状況をいい方にとらえた者は、それをごちそうとして持ち帰ることはできず、自分がごちそうになってしまったでしょうから。

第2章で説明したように、この種の反応のコントロール・センターは扁桃体で、扁桃体はスピードを優先して正確さを犠牲にします。したがって、目下の脅威と判断したものについて情報を送りだす際に、誤った警報もたくさん通してしまいます。ネガティヴなモノローグが現実のストレスではなく想像したストレスに反応しているときでも、それが引き金となって、不安や怒りといった警報の情動が扁桃体から放たれてしまうのです。そのような反応は、野犬から身を守るときには役立つかもしれませんが、住宅街の自宅や会社では、フィードバック・ループが継続してストレス反応がどんどん強まるだけなので、健康や心身の幸福がそこなわれてしまいます。そもそも現実に存在しないストレスに反応している場合は、とくにそうです。

もちろん、ネガティヴな思考がすべてこの点で有害というわけではありません。たとえば悲嘆は人間的な状態の一部であり、愛する人が亡くなったあとの悲しみはまったく妥当です。また、悲観的な思考のおかげで注意深くなり、リスクを小さくすることができる場合や、憤りが不正に立ち向かう原動力になる場合もあります。私たちが自分に問わなくてはならないのは、そのとき本当に、ある出来事に対して反応しているのか、〈考える心〉が想像したシナリオに反応した「警報」が、際限のないネガティヴなループにはまりこんでいるだけではないのか、ということです。

また、ストレス刺激に対する反応には、人によってかなりの違いがあります。「情動スタイル」とでも呼べそうなスタイルの違いです。失業した人がみな、カートと同じような反応をするわけではありません。野心のある楽観的な人なら、解雇の通知を受けて、「これはきっと、もっといい何かを探すべきだと、背中を押してくれているのだ」と思うかもしれません。

情動スタイルには遺伝も関係しています。左右の前頭葉は、楽観的、悲観的といった性質に関与している領域ですが、その活動性には個人差があります。しかし環境も重要で、ストレスの少ない生育環境で育った人は、ネガティヴな情動スタイルを示す割合が低いのです。あらゆることに破局を見てしまう心配性の人もいれば、ストレスのかかる出来事を大騒ぎせずに乗り切れる人や、そこまでではなくても、ネガティヴなモノローグのスイッチを比較的すみやかに切れる人もいます。

CRが健康的な思考をもたらす

このように、個人の情動スタイルは遺伝と環境の影響を受けていますが、認知再構築（cognitive restructuring：CR）を利用すると、その影響の強さの程度にもかかわらずネガティヴな心のモノローグを制御する力を高めることができます。CRのテクニックはいまから三〇年あまり前に、心理学者のアーロン・ベックが抑うつの治療法として初めて導入しました[3]。それ以来、重度のうつ病患者を助けるうえで、抗うつ剤や心理療法よりも認知再構築のほうが有効だったという結果が、多数の研究によって示されています。

注目すべきことに、数年間にわたって長期の経過観察をすると、CRによる改善状態が長続きするのに対して、薬物療法の場合は長続きしません（CRを実施したあとの抑うつの再発率はわずか三〇パーセントですが、薬物治療後は六〇パーセントが再発します）[4]。CRを実施した患者は、医師や薬に頼らずに使えるスキル（ネガティヴなセルフトークを変えるというスキル）を身につけているので、再発しないのです。薬は抑うつを緩和するかもしれませんが、その原因になっているおおもとの認知プロセス（悲観的な自動思考）を持続的に変化させる効果はありません。

CRは不安、パニック障害、恐怖症、強迫性障害、心的外傷後ストレス障害などの治療にも用いられており、多くの障害で、抑うつの場合と同様に心理療法や薬物治療よりもすぐれた有効性を示しています。また、こうした障害のために薬を服用している患者にCRを実践させたところ、薬の量を減らせたという研究報告もいくつかあります[5]。

CRは、摂食障害や薬物濫用にも有効に用いられており、癌、慢性疼痛、頭痛、過敏性大腸症候群、不妊症、心血管系疾患、不眠症、それにエイズの患者でも、ストレスを緩和する効果が見られます。また慢性疼痛や、関節炎や、タイプA行動（いずれもネガティヴなセルフトークが精神的あるいは身体的な問題を悪化させる病状）の治療に有効であることも、研究によってあきらかになっています[6]。

しかし、診断名がつく病気がなくても、CRの恩恵は受けられます。CRは〈考える心〉を静め、〈太古の心〉とのつながりを回復するのを助けるため、日常生活でも情動の健康を促進することができるのです。

脳画像法でCRの効果を計測した実験的研究はおこなわれていませんが、CRは前頭前皮質とワーキングメモリに作用するのではないかと私たちは考えています。前頭前皮質は、第2章でお話ししたとおり、〈考える心〉の一部で、自己意識、内部のモノローグ、自己制御にもっとも関与しているところです。CRは内部のモノローグを組み立てなおすわけですから、その治療効果は、前頭前皮質の神経回路やワーキングメモリの内容を変えることによって発揮されているのではないかと推測できます。右前頭前皮質の過活性がネガティヴな情動につながることはわかっているので、CRは、より具体的には、右前頭前皮質の過剰な活動性を低下させて、ワーキングメモリに保持する思考に対する制御力を大きくすることによって、ネガティヴな情動を小さくしているのではないかと思われます。

CRの具体的方法

CRは、すでに述べたように、ストレスの原因となる状況を変えることはできませんが、ストレスに対する情動反応に影響をおよぼすことはできます。その過程は、自分の認知的反応を認識する能力を育てることからはじまります。ネガティヴな感情があることを確認し、それにとらわれずに一歩引き下がると、さらに後ろに下がってそうした感情の出所である内部のモノローグをうまく認識できるようになります。自分自身の内部のモノローグを認識できれば、それに立ち向かって、変えることも可能になります。これはつまり、ストレスに対して働く心のフィルターを広くして、広い視野を保とうと試みるということです。

このプロセスは、単にポジティヴに考えるということではありません。もちろん、ネガティヴな状況の存在を否定するということでもありません。ポイントは、〈考える心〉からあふれ出てくる、注意を乱すもとになるものを遮断して、状況をより正確に把握することです。それにはある程度、過去の経験から集積された情動の智恵を頼りにする必要がありますが、ここで〈太古の心〉がとくに役立ちます。〈考える心〉という暴君から自分を解放すれば、〈考える心〉がひねりだすものごとではなく、実際にあるものごとだけを相手にしている、現実的な〈太古の心〉を足場にすることができます。〈太古の心〉は、長い進化の年月を通して、的はずれな雑音をふるい分けて取り除き、本当に重要な環境からの信号だけに集中することを身につけています。

ＣＲを実践して、悲観的な情動反応の頻度や強度を下げられるようになり、次はそのような反応をよりすみやかに遮断することができるようになれば、いずれは、そのような反応が最初から起こらないように防止することもできるようになります。

ステップ1　内部のモノローグを立ち聞きする

認知を再構築する第一歩は、ストレスの多い状況に直面したときの自分の反応を意識することですが、これは簡単な課題ではありません。悲観的な自動思考は、まさしく「自動的」であるがゆえに、認識するのがむずかしいのです。

ボストンにあるベス・イスラエル・ディーコネス病院の心身クリニックでは、患者に、ストレスに直面したときに生じた感情や悲観的な自動思考（ＮＡＴ）を正確に書きとめてもらいます。ＣＲ日誌は、もっとも基本的なことがらを詳細に記録するスペースがあるだけの単純な日誌ですが、どんな人でも成果が得られます。

CR日誌

状況	感情	NAT	再構成した思考

どんなストレスのかかる状況があったか、その状況にともなってどんな感情が生じたか、どんな自動思考が心に浸透してその感情を喚起したかを詳細に書きとめると、通常は意識のすみに存在している、つかのまの、しかししつこい自動思考を、意識の中央にもってくることになります。そして、自分がどれくらい頻繁に自動思考にかかわっているかということにも気がつきます。そうすると、そのような思考を客観的に吟味できるようになり、それがゆがみや不正確さを生みだし、ネガティヴな感情を持続させていることもわかってきます。

この日誌がどんなふうに役立つか、一例をあげてみましょう。私たちのクリニックに来院した患者のアンドルーは、テレビのニュース番組のプロデューサーで、不安、怒り、頭痛、不眠症に悩まされ、睡眠薬を常用しながら週六〇時間労働をなんとか乗り越えているという状況でした。私たちは治療の一環として、彼に自分の内部のモノローグについて知ってもらい、それがネガティヴな情動やストレス関連の症状を生みだしていることを理解してもらうことにしました。

彼はCR日誌を使って自分の思考を追跡しはじめ、たった数日で、不安と怒りを引き起こしている悲観的な自動思考を特定することができました。たとえば、通勤の途中で渋滞に出会うと、彼の思考はたいてい決まったパターンをたどっていました。

「この工事はもう二週間もやっている。いったいいつまでやるんだ」
「会議に遅れるじゃないか」
「あいつ、割り込みをしたな。無事にすむと思うなよ」

上司とのミーティングの前には、こんな心配をしていることがわかりました。

「ミーティングはきっとうまくいかないだろう」
「きっと、さえない仕事ぶりだと思われているにちがいない」
「実績加算給はくれないだろうな」

アンドルーは、悲観的な自動思考をCR日誌につけるのは、価値ある訓練だということに気づきました。それまで一度も、習慣的な思考から自分を切り離して、自分がどれくらい頻繁に悲観的な自動思考をしているか、それが実はどれくらいゆがんでいるかをチェックしたことがなかったからです。

ステップ2 悲観的なモノローグを構成しなおす――三つの方法

悲観的な自動思考を特定し、それが起こす感情に気づくようになったら、次の段階は、そのような自動思考を、ストレスのかかる状況を正確にとらえた適応的な思考に構成しなおして、それを日誌の「再構成した思考」というところに記録します。

習慣になった思考を構成しなおすのは、たいへんな仕事ですが、それを容易にする実証済みのテクニックがいくつかあります。その一つは、以下にあげた一〇の質問を自分にするという方法です。

1. この考えは本当に事実どおりだろうか?
2. この状況のネガティヴな面をおおげさにとらえていないだろうか?
3. この状況で起こりうる最悪の事態はなんだろうか?
4. この状況に関して、何かポジティヴなところはないだろうか?
5. ささいなことをおおげさにとらえ、ものごとを実際よりも悪く考え、結論にとびついて、ネガティヴな結果になると決めつけていないだろうか？
6. この状況が、自分の恐れているとおりの結果になると、どうしてわかるのか？
7. この状況を別の見方で見ることはできないだろうか？
8. 来週になったら、あるいは来月、来年になったら、この問題はどれほど重要だろうか？
9. もしあと一カ月の命だとしたら、これはどれくらい重要だろうか？
10. 自分は状況を言いあらわすのに、「全然ない」「いつも」「最悪」「すごく」「ひどく」といった言葉を使う傾向がないだろうか？

この一〇の質問は、悲観的な自動思考の不正確さとゆがみを理解するためのガイドとして、とても重要です。この質問にそって考えていくと、自分の自動思考が客観的な事実にもとづく判定ではなく、ストレス状況の解釈のしかたの一つにすぎないということがわかってきます。そして最終的には、日々の生活で直面するものを、もっと正確に分析できるようになります――バランスを欠いた悲観的な〈考える心〉のおしゃべりではなく、客観的な現実に根ざした分析ができるようになります。

再構成の二つめのテクニックは、「ダブルスタンダード（二重基準）」を適用するという方法です。デイヴィッド・バーンズが考案したこの方法は、人は自分の不利な状況を解釈するとき、友人のそれを解釈するときよりも、ずっときびしくなりがちだという観察結果にもとづいています。自分が大事に思っている人に対しては、現実的で公平な基準を適用し、ネガティヴな出来事に対してもっとポジティヴに反応してみたらどうかと励ます傾向があるのに、自分自身のことになると、ストレスのかかる出来事について、非現実的な基準を設定して考えようとします。

ダブルスタンダード法では、自分の悲観的な自動思考を吟味して、自分に問いかけます。**「親友がこれと同じ問題をかかえていたら、自分はこれと同じことを言うだろうか？もし違うとしたら、どう言うだろうか？」**

この方法のもとにあるのは、友人にあたえるような共感的な励ましのメッセージを自分自身にあたえ、それによって悲観的な自動思考を構成しなおすという発想です。少なくともあなたは、あなたがほかのだれかに対して示すのと同程度のあたたかさや配慮を受けるに値するのではないでしょうか？

三つめは、目下の状況を過去の経験に照らして自分に問う方法です。**「過去にこれと同じようなことがなかっただろうか。あったとしたら、そのときはどんな結果になったのか」**。

このように考えてみるとたいていの場合は、あれこれと心配しているような結果はけっして起こらないということがわかります。あるいは、起こったとしても、恐れているほどひどくはないということがわかります。

ここでも、それに必要な大局的なものの見方をあたえてくれるのは、〈太古の心〉です。いまあなたがどんな経験をしているにせよ、何百万年という進化の経験に根ざした〈太古の心〉は、それに耐え、それを克服するために必要な、情動の智恵をあたえてくれるのです。

ローレンという名の女優も、私たちのクリニックの患者でした。彼女は、アンドルーに比べればはるかにまともな生活をしていましたが——幸せな結婚生活をいとなみ、食生活も適切で、運動も十分にしていましたが、舞台の直前と直後に眠れなくなるという問題を抱えていて、それがクリニックに来院した理由でした。

彼女はある夜、芝居が終わり、熱のこもった拍手喝采を受けたすぐあとに、家族や友人と会い、そこでもみんなから称賛されました。しかし家族の一人が自分を抑えきれずに、ある場面で「もっといい演技ができたはずだ」と言ってしまったのです。それでたちまち、その日の演技全体に対する見方が変わってしまいました。

ローレンはその夜、自分を不安な気持にさせた悲観的な自動思考をCR日誌に書きとめました。

「芝居のできは、自分が思ったほどよくなかった」

「私は女優として進歩していない」

「ほかにどんな失敗をしたのだろう」


自分の悲観的な思考を書きだし、一歩下がってそれを見てみると、それがどれほど非現実的であるかがわかってきました。そこで次に、一〇の質問を利用して、再構成した内容を日誌に書きました。


「私は、一人の人が言った一つのコメントを重視しすぎた」

「私は飛躍した結論にとびついた。ある場面のできがあまりよくなかったとしても、そのほかの演技がみんなだめだということにはならない」

「完璧な演技などありえない」

「私の演技がそれほどひどかったはずはない。拍手はなかなか鳴りやまなかったし、お祝いも言われたし、ほかの人はみんなほめてくれたのだから」


ローレンは悲観的な自動思考を構成しなおしたあと、自分の気分が変わったのを感じました。不安がやわらいで仕事に対して楽観的になり、翌日の夜の公演が楽しみになったのです。そしてうれしいことに、その夜はぐっすり眠れるだろうということもわかりました。

ステップ3 「ストップ・呼吸・再構成」法

ＣＲ日誌を使って悲観的な自動思考を認識し、再構成する経験を積んだら、次はＣＲの最終段階に進みます。この段階では、「ストップ・呼吸・再構成」という方法を使って、悲観的な自動思考が心に浸透してきた時点で、それを認識し再構成します。

ストップ

ストレスのかかる状況に遭遇したら、すぐ自分の自動思考に注意を向け、自動思考がエスカレートする前に「ストップ」と自分に言います。ただ「ストップ」と言うだけですが、その断固とした行為が、自動思考とそれに続く望ましくない情動反応の悪循環を断つのに役立ちます。

私たちは、自動思考そのものよりも自動思考によって引き起こされる感情に気づく場合が多いので、ストレスに遭遇したときは、自分の感情や身体的な反応にとくに注意を向けるようにします。感情や身体的な反応は、自分の知覚をゆがめる認知の誤りを認識するための強力な手がかりになります。

呼吸

「ストップ」と言ったあと、深呼吸をします。これはリラクセーションを助け、〈考える心〉の思考の流れから気をそらす効果があり、究極的には、悲観的な自動思考と情動の悪循環を断つのに役立ちます。

再構成

先にあげた三つの方法、

●再構成の鍵となる一〇の質問
●ダブルスタンダード法
●過去の経験をかえりみる

のどれかを使って、悲観的な思考を再構成します。

私は、自分が専門家として初めて、大勢の人の前で話をしたときのことを鮮明に憶えています。大学を卒業してまもなく、ストレス管理のクリニックに勤務しはじめたばかりのときに、ビジネス昼食会で話をしてほしいと依頼されたのです。手は冷や汗でじっとりしているし、胃はきりきりと痛みました。そのとき私が認識した自動思考は次のようなものでした。

「こんなことをしなくてすめばいいのに」

「こんな大勢の前で話をするのは初めてだ」

「早口になりすぎて、あせっているように見えたらどうしよう」

「途中で話の内容を忘れてしまったら?」


さいわいなことに私は、その少し前に、専門の勉強の一環としてストップ・呼吸・再構成のテクニックを学んでいました。そこで自分にストップと言いきかせ、何度か深呼吸をしました。そして一〇の質問を使って自動思考を再構成し、状況をより広い視野でとらえることができたのです。


「このテーマについてはよく知っているし、準備も十分できている」

「少々のストレスがあったほうが、話に活気がでるから、むしろ望ましい」

「話しはじめればリラックスできる」


ストップ・呼吸・再構成法を実践すると、不安はかなり軽減されました。時間が来て壇上にあがった私は、何度か深呼吸をして、それから話をはじめました。ゆっくりと自信に満ちてしゃべり、一、二分後にはその体験を楽しみはじめていたのです。

悲観的な自動思考はあまりにも自動的かつ習慣的なので、ストップ・呼吸・再構成をマスターするのはちょっと時間がかかります。しかし練習をすれば、いつどこでもこの方法を使ってネガティヴなストレスを通すフィルターのスイッチを切り、自動思考をとらえて再構成し、ストレスに対する精神的な反応を制御できるようになります。

女優のローレンは、その後、認知の再構築で舞台にまつわるストレスがすべて取り除けたわけではないが、残った分のストレスはとても有益だと私たちに報告してくれました。スポーツ選手と同様に、ほどほどの不安があると、自分の才能を最大限に活かせるということに気づいたのです。少々のストレスは、集中力や絶好調を保つのに役立ちました。彼女はバランスのとれた反応を取り戻し、ストレスに対して、その状況の現実にみあった反応をするようになりました。その現実とは、〈太古の心〉がその智恵をもって知覚する現実です。そして私たちも、〈考える心〉から生じるゆがみや気をそらすもとを制御する方法を身につければ、その現実に焦点をあわせることができるのです。

第7章　ストレスに強い人の共通点

現代社会には、心に侵入して不安を誘いだすことがらが多数あり、〈考える心〉は気をそらすもとになるものを生みだしますが、それにもかかわらず、ストレスに対処するのがうまく、その結果として、いい健康状態を保っている人たちがいます。その人たちはなぜ、多くの人が生活にふりまわされているのに、平静さや心身の幸福を維持していられるのでしょうか？　それは、〈太古の心〉との本能的なつながりを、少なくとも人類の進化を導いた適応的な姿勢や信念というかたちで、維持しているからです。

楽観主義、利他主義といった資質は、〈考える心〉が考えだした抽象的な主義ではなく、〈太古の心〉の所産であり、情動に根ざしています。楽観主義や利他主義が自然淘汰の圧力のもとで存続できたのは、初期人類の生存に役立ったからにほかなりません。これらの信念は、現代の生活においてさえ、抽象概念というよりは感情に近く、私たちを動機づけて、心身の幸福を高める思考や行動へ向かわせます[1]。

楽観主義

次の問いを考えてみてください。

1. あなたは過去について考えるとき、失敗よりも成功したことを思い出すほうが多いですか?
2. ポジティヴな結果がでたとき、幸運のおかげだと思うよりも、自分の力だと思うことが多いですか?
3. 将来について考えるとき、最良を期待しますか?
4. 非常にネガティヴな状況でも、何かポジティヴな面は見つかると考えますか?
5. ものごとはたいてい、自分にとっていいほうには働かないと思いますか?
6. いいことが自分に起こるという気があまりしませんか?

1から4までの問いにイエスと答え、あとの二つにノーと答えた人はおそらく楽観的な人で、逆に1から4まではノー、あとの二つはイエスだった人はおそらく悲観的な人でしょう。しかしこの問題を出したのは、あなたの性格にラベルづけをするためではなく、楽観的あるいは悲観的な傾向が、心身の健康にどれほど大きく影響するかを考えてもらうためです。

楽観主義は、たとえ挫折や逆境があっても、ものごとはいずれうまくいくと思う気持です。楽観的な人は、自分も世界も将来も安泰だと思っています。ポジティヴな経験に目を向け、ポジティヴな経験を当然のように期待し、ポジティヴな結果を自分の力によるものだと思う傾向があり、自分の行動を通してものごとのなりゆきに影響をおよぼせると信じています。また、結果が不確実な場合は最良を期待し、逆境を一時的なものとみなし、過去の失敗よりも成功のほうをよく記憶しています。

もちろん楽観的な人も、あらゆる種類の思考や情動を経験しますが、彼らの姿勢と信念が、おもにポジティヴな思考だけを通してネガティヴな思考は通さない心のフィルターをつくりだします。したがって楽観的な人は、ネガティヴな思考にあまり悩まされませんし、ネガティヴな考えをポジティヴな考えに変えることも容易にできます。また、悲観的な人に比べて、ポジティヴな気分でいることが多く、自己評価や幸福度も高いのです。

〈太古の心〉の生理について考えたときに、楽観主義を含むポジティヴな情動スタイルは左前頭前皮質の活動性が高いことと関連し、ネガティヴな思考や信念や情動は右前頭前皮質の活動性が高いことと関連しているという話が出てきました。ひょっとすると楽観的な人は、ストレスがあるときに左前頭前皮質の「スイッチ」を入れる能力があるので、ネガティヴな思考や情動を抑えることができ、悲観的な人は、右前頭前皮質のスイッチを切るのがむずかしいのかもしれません。楽観的な人は、視床や網様体から新皮質に送られるこの種の情報を調節できるので、おもにポジティヴな考えを意識やワーキングメモリにのぼらせ、ネガティヴな考えはそこに入りこまないようにすることができます。

脳の前方部の非対称性と情動スタイルとの関係についてもっとも広範囲な研究を実施した、心理学者のリチャード・デイヴィッドソンは、人間は全体的に見て、左前頭部の活動性のほうが高い傾向にあることをあきらかにしています[2]。脳の神経回路に、楽観主義に傾く偏向があるという事実は、楽観主義が適応的な利点をもっているという議論を裏づけています。

人類学者のライオネル・タイガーは、楽観主義は、人間に固有の本性であるだけでなく、人間のもっとも特徴的、適応的な性質の一つだと考えています[3]。しかし彼は、楽観主義は〈考える心〉のある特定の一面、すなわち未来のことを前もって考える能力と拮抗するものとして発達したのではないかと推察しています。だれでもよく知っているように、人は将来を考えるとき、いずれは死んでしまうなど、いやななりゆきを思い浮かべがちだからです。

私は、楽観主義はもっと根本的な進化的利点をもたらしたと考えています。楽観主義は目標の追求、意欲、難題や逆境に負けない粘り強さなどに、重要な役割を果たします。むずかしい課題にぶつかったとき、やれるという自信がもてる人は、そうした課題を避けないで、積極的に取り組む可能性が高く、また成功するために必要な粘り強さももちやすいでしょう。ポジティヴな未来を信じていれば、試練や犠牲にも耐えられるでしょうし、それどころか、いまはそれが必要なのだという気持にさえなるかもしれません。テクノロジーの開発や発展に成功するには、高い意欲や、不屈の精神や、進歩への確信が必要ですから、〈考える心〉が人間の行動にしだいに大きな影響力をおよぼすようになってきてからも、楽観主義は依然として重要な適応的価値を保持していたでしょう。

また楽観主義は、気分や意欲を高めるので、無気力、絶望感、慢性的な抑うつなどの影響を緩和するという面でも、適応的に作用します（慢性的な抑うつが非適応的と考えられるのは、食欲や性欲といった生存に重要な衝動を弱めるためです）。さらに楽観主義は、気分を高める作用を通して、社会的交流や向社会的行動、たとえば協力や分かちあいなども促進してきたのではないかと考えられます。

しかしながら、ゆるぎない楽観主義は、つねに望ましい特性というわけではありません。ほどほどの悲観主義は、人を慎重にさせてリスクを最小限に抑えさせ、危険を現実的かつ正確にとらえられるようにします。とどまるところのない楽観主義で大胆になり、獰猛なライオンに一人でたちむかう古代人がいたら、すぐさま遺伝子プールから排除されたでしょう。現代で言えば、凍結した道路でスピードを出しても無事に帰宅できると思いこむ、あるいは喫煙をずっと続けても肺癌にならないと思いこむという場合には、悲観主義を少々加味したほうが生存の見込みが高まるでしょう。

　これに対して本当に悲観的な人は、自分自身や、自分に影響をおよぼす周囲の環境や、将来などについて、継続的に否定的な信念を抱き、ネガティヴな出来事をこれ以上はないほど悪く考えがちです。このような人たちは、ネガティヴな出来事を次のようにとらえます。

●個人的にとらえる（そのことについて、自分を責める）。
●永続的にとらえる（よくない出来事を、それがいつまでも続くかのようにとらえ、「いつも〜」、「絶対に〜しない」というふうに考える）。
●全面的にとらえる（ネガティヴな出来事がすべてをだめにすると考える）。

　したがって、たとえば仕事をくびになったら、

●「すべて自分のせいだ」
●「自分が探しているような仕事は絶対に見つからない」
●「これからの人生は絶対にうまくいかない」

といった結論を出してしまうかもしれません。

この種の思考が自己成就的予言［最初の誤った状況の規定が新しい行動を呼び起こし、その行動によって当初の誤った考えが真実になってしまう現象、ないしはその予言］となる道筋は容易にわかります。どんな課題でも、成功するには自信や熱意や自尊心が必要ですが、〈考える心〉の非適応的な侵入が、それをそこなってしまうのです。

また悲観的な人は、楽観的な人と比べて悪い出来事に遭遇しやすい傾向がありますが、それは一つには、悪い出来事を積極的に回避しようとせず、実際に起きてから受動的に反応することが多いためです[4]。

悲観的な人は病気にもなりやすいのですが、これは否定的な信念がストレスを誘発し、それが健康をそこなうためです[5]。社会的支援も楽観的な人に比べて少なく、これもまた罹患率や死亡率を高めるリスク要因になっています。また悲観的な人たちは、彼らに特徴的な機嫌の悪さのために気が散ったり、危なっかしい行動をとってしまうことが多いため、ころんだり、軽い衝突事故を起こしたり、家のなかでちょっとした不運にあったりする率が高いのではないかと考えられています[6]。とくに問題なのは、このようなネガティヴな出来事によって、さらに不健康なストレス反応が誘発されてしまうことです。

楽観主義は全体的な幸福感やものごとの達成につながっており、実際に長寿をもたらしている可能性もあります[7]。楽観主義は健康状態を向上させ、健康的な行動を実践する見込みを高め、病気にかかる率を下げ、病気からの回復を促進します。そのほか、やる気、粘り強さや効果的な問題解決、学問や運動、軍隊、職業、政治などにおける成功、人気、心の傷からの解放などにもつながっています[8]。大学生を対象にしたある研究では、悲観的なパーソナリティの学生は、病気による欠席日数や医師にかかった日数が多いという結果が出ています[9]。また、心臓発作を初発した男性の約一〇年後の生存率を見ると、楽観的な人のほうが悲観的な人より生存率が有意に高かったという研究結果もあります。この研究では、楽観的であるという因子のほうが、実際の心臓障害や冠状動脈閉塞の程度や、血圧やコレステロール・レベルといった因子よりも、生存を予測する因子としてすぐれていました[10]。

一九三九年から一九四四年まで、ハーヴァード大学の同窓生を対象に、二五歳の時点で楽観主義と悲観主義のレベルを評価し、その後三〇年間追跡する大規模な研究がおこなわれました。この研究で、二五歳のときに悲観的だった人たちは楽観的だった人よりも、全体的に、その後の人生において健康状態がすぐれず、慢性疾患をもつ割合が高いということがわかっています[11]。

また、データによれば、楽観的な人は、頭痛などの身体的不調が少なく、アルコール依存症の治療の成功度が高く、大学の成績が良好で、保険外交員としての営業成績が高く、大統領選挙に勝つ見込みも高い傾向にあります[12]。

楽観的な人は悲観的な人よりも、手術後の回復が早く、術中や術後の合併症が少なく、免疫機能を示す検査値も良好だという研究結果もあります[13]。UCLA［カリフォルニア大学ロサンゼルス校］で、法科の学生の免疫パラメータを調べた研究では、楽観主義がヘルパーT細胞やナチュラルキラーT細胞の数の多さと関連していることがわかりました[14]。

楽観的な傾向は、おもに生まれつきの気質かもしれませんが、生育環境も関係しており、たとえば親の離婚や死などストレスのかかる出来事を経験した子どもは、悲観的になりがちです。また、早い時期に親の情動スタイルをまねて身につけるということも考えられます。たとえば近年の研究で、否定的、批判的で、口うるさい親をもつ子どもは、しつけの方法として罪悪感を誘いだしたり、一時的に愛情を放棄したりする親の子どもと同様に、悲観的な傾向を示しやすいことがあきらかにされています[15]。

しかし、さいわいなことに、情動の傾向がどこから来ていようとも、人は学習で楽観的になることができます。楽観主義を促進するおもな方法の一つは、すでにとりあげた、CR（認知再構築）です。この方法を実践すると、自分の悲観的な感情を認識して、それを変え、ネガティヴな内部のモノローグを静め、融通性のある考えができるようになります。CRの実践によって、視野や状況の解釈が広くなると、悲観的な考えを楽観的な考え――コップの中身は半分しかないのではなく、まだ半分あるという見方――に構成しなおすのが容易になります。CR日誌は、悲観的な考えが起きるきっかけになった状況を見きわめるのにとても有用なツールですが、状況の見きわめがつけば、先にあげたいろいろな方法でそれをとらえなおして、構成しなおすことができるようになります。

このほかにもいくつか、ネガティヴな情動を抑えポジティヴな思考や感情や気分や行動を活性化させることによって、楽観的な考えかたを促進する方法があります。なかでも、ポジティヴな結果を思い浮かべてリハーサルする、「視覚イメージ」という方法は、楽観的な考えかたをするうえで非常に効果があります。

また、逆境やネガティヴな状況に遭遇したとき、「三つのP」に関係するチェックリストを使って自分を新たに方向づけ、それによって楽観的な考えや信念を促進するという方法もあります。三つのPとは、Personal《パーソナル》、Permanent《パーマネント》、Pervasive《パーヴェイシヴ》です。

ここで言う「パーソナル（個人的）」は、ネガティヴな出来事、とくに自分の力のおよばない出来事について、自分を責めるのはやめようという意味です。この考えをみごとに述べたのは、アメリカの神学者、故ラインホールド・ニーバーで、彼は「神よ、自分が変えることのできないものごとを受けいれる平静さと、変えられることを変える勇気と、両者の違いがわかる賢明さを私に授けてください」と書きました。個人的な責任を負うことが論理にかなっているのは、自分の力でどうにかできることについてだけで、ほかの人の行動などは、現実として自分がどうにかできることではありません。

「パーマネント（永続的）」は、たった一つのネガティヴな出来事を、果てしない下降線の一部のようにとらえるのはやめようという意味です。ある試験の成績が悪くても、そのあとの試験もできがよくないだろうと自動的に決めこんではいけません。就職の面接を受けて採用されなかったとしても、絶対に就職できないと思うべきではないのです。何ができないかではなく、何ができるかという面から将来を見るのです。

「パーヴェイシヴ（全面的）」は、問題を一般化して人生全体に適用するのはやめようという意味です。ある人間関係がうまくいかなくても、自分はいつも人間関係がだめになると思ってはいけません。パーティを開いて失敗に終わっても、「自分は何ひとつまともにできない」と思わないことです。

三つのPの原則を逆にして、ポジティヴな出来事を楽観的に見るというやりかたもあります。たとえば仕事でいいことがあったら、それを永続的（「仕事はたいてい順調にいく傾向にある」）、全面的（「いろいろなことが、みんなうまくいっている」）、個人的（「この成功は一時的なものでもないし、運がよかったためでも、外的な原因のためでもなく、私の能力によるものだ」）にとらえます。ポジティヴな結果を自分の能力によるものだと思えば、自信が強まり、それが自尊心を高め、楽観的な気分を促進します。

楽観的な考えかたを強めるには、もう一つ、「楽観的な断言」という方法もあります。次にあげるような楽観的な信念を、自分に向かって定期的にくり返すのです。

「不確かなときは、いつもベストを期待する」

「どんな問題にも解決策はある」
「私はうまくやれる」
「私はできるかぎりのことをしている」

逆境に出会ったときや、将来について考えるとき、あるいは眠りにつく前に、こうした楽観的な断言の出動を要請します。そうしているうちに、習慣になっていた悲観的な信念よりも、楽観的な言明のほうが自動的、無意識的になってくるでしょう。

楽観的な考えかたを強めるための方法をあと三つ紹介しておきます。

●「感謝の姿勢」を実践する。 楽観的な人は、感謝を通してポジティヴな考えを増幅します。自分がもっているものや、日常のポジティヴな出来事に焦点をあわせていれば、直面しなくてはならないネガティヴなものごとは、それほど大きくは迫ってきません。自分にないものや、自分の欠点についてくよくよ悩むのではなく、感謝すべきことを考えてみてください。健康、家族、友人、仕事、楽しみにしていること。あるいはごく単純に、今日だれかが自分のためにしてくれたこと。探してみると、その日にあったポジティヴなことはたくさん見つかります。

●**メディアに触れる機会を制限する。**ラジオやテレビや新聞は、あらゆるところに潜んでいる危険にまつわる暗い話で私たちの頭をいっぱいにしてしまいます。よき市民として、地域の問題や世界事情などは把握しておくべきかもしれませんが、あらゆる暴力行為や災難や有名人の微罪について、その詳細をすべて取り込む必要はありません。

●**悲観的な人は避けて、楽観的な人を見つける。**楽観主義も悲観主義も伝染します。今度ネガティヴなことを考えはじめたら、小さな子どもと一緒に過ごしてみてください。子どもたちがもつ底抜けの楽観主義は、人を元気づけ、人に伝染します。子どもたちの興奮は、ポジティヴな考えをかきたてます。子どもの笑い声は、ただそれだけで、非常に悲観的な人さえもほほ笑ませます。

楽観主義は、単に健康的な考え方だというだけではありません。その人の姿勢を決める力にもかかわっています。**ものごとは、それがベストになるような道をとる人に対して、ベストになるのです。**あなたは子どものときに、楽観的な人間になるか、それとも悲観的な人間になるかという選択肢をもっていたわけではありません。だから自分が遺伝や生育環境を通して受け継いだもののことで、自分を責めてはいけません。しかしいまのあなたには、選択肢があります。あなたは楽観的な人間になることを選べます。そして決意が十分であれば、それを実現できるのです。

怒りとむきあう

古代の生活についての話のなかで出てきたように、敵意や攻撃性は、利他主義や協力に比べると、人類の発達にとってあまり重要ではありませんでした。しかし、怒りは違います。傷つけられたときや、脅かされたとき、不当な扱いを受けたとき、おとしめられたとき、あるいは重要な目標の実現をじゃまされたときに怒りを感じるのは、まったく妥当で、適応的な反応なのです。怒りは人類の歴史を通して、人間を奮起させ、不正を正したり、人を動員して不適切な行動を変えたり、やる気を持続して困難な課題を最後まであきらめずに達成したりといった行為に向かわせてきました。

問題なのは、怒りがあまりにも頻繁に起こり、長くあとを引きすぎる人たちです。過剰な怒りは適応的ではありません。ポジティヴな行動変化にはつながらず、逆効果を招いてしまうからです。人間関係をこわし、ストレスを増大させるだけです。また怒りは、〈考える心〉にも侵入して、明晰な思考力や集中力、効果的に実行する能力もそこないます。

怒りが慢性化すると、健康状態にも影響がおよびます。怒りが敵意のかたちをとり、不信感や憎悪や攻撃性をともなう全面的な強い怒りになっている場合は、とくにそうです。敵愾心《てきがいしん》の強い人たちは、人は自分を手ひどく扱うだろうと思っているので、先手を打って人にひどい態度をとり、あらゆる人を敵とみなします。怒りの導火線が短く、扁桃体が過剰反応をする生活をつねに送っているわけですが、そうすると血圧や心拍数が上がり、血中の脂質やコレステロールが増え、血小板の粘度が上がって動脈壁がふさがれ、血管が収縮し、心臓に流れこむ酸素の量が少なくなります[16]。そのような状態が長く続けば、深刻な病気につながり、死に至ることさえあります。

怒りの程度や敵愾心の強い人は心臓発作や心臓病のリスクが高いことが、多数の研究によってあきらかにされています。また、怒りや敵愾心の程度が低いと、心臓発作の再発のリスクが下がること、心臓病を予防できる可能性があることも示されています[17]。

慢性的な怒りや敵愾心は、免疫系をそこない、全般的な健康状態に悪影響をおよぼします。デューク大学のレッドフォード・ウィリアムズ博士が二五歳から五〇歳までの男性グループを対象に実施した追跡調査で、敵愾心の強い人は、あまり強くない人に比べて早死にする割合が七倍も高いことがあきらかになっています。またこの研究では、喫煙、高血圧、高コレステロールといった因子よりも、怒りのほうが、早死にを予測する因子としてすぐれていることもわかりました[18]。

敵愾心が健康に悪影響をおよぼすルートには、もう一つ、怒りっぽい人は家族や友人を追い払ってしまう傾向があるというルートもあります。怒りっぽい人はほかの人を信用せず、人への共感にも欠けているので、人の助力を拒否しがちです。そのために社会的支援の有益な効果を得られず、健康状態がいっそうあやうくなってしまうのです。

一連の研究によれば、敵愾心の強い人たちは、私生活においても職業生活においても、十分な社会的支援を受けることが少なく、結婚生活ももめごとが多くて満足度が低い傾向にあります[19]。敵愾心の強い人は、人とのつながりが乏しいから怒りっぽいということもありえますが、その逆のほうが可能性が高いでしょう。スウェーデンの男性一五〇名を対象にした長期の研究では、敵愾心が強くて社会的に孤立している人は、敵愾心が強くてあまり孤立していない人に比べて死亡率が三倍でした[20]。したがって敵愾心の強い人であっても、適切な社会的支援は有益です。

敵愾心の強い人には、過剰な自己関与意識と自己中心性という顕著な特徴があり「we」「us」という言葉よりも「I」「me」をはるかによく使います[21]。〈太古の心〉と触れあっている子どもや情動的に健全な成人は、自我の境界が広がっているので、ほかの人に対して親近感や信頼感をもつことができますが、敵愾心の強い人は自我の境界が縮小しているために、ほかの人との違いを重視します[22]。

敵愾心の強い人は、人を疑いの目で見て、人の行動にいらいらしたり、期待に沿わないとみなしたりします。また人をほめることが少なく、人の誤りや失敗ばかりに目を向けて、すぐに怒ります[23]。たえず自分を脅かす「敵」——ほかの人たち——から、全面的に自分を守る必要があるという態度を公然と示します。したがって敵愾心の強い人は、自分が孤立していると感じ、やすらかな気持になれません。

だれでもストレスを感じているときや、いらいらしているときは怒りっぽくなりがちです。その「かんしゃく玉」は、無意識の生理的覚醒が意識レベル以下で蓄積した結果なのです。目覚まし時計が鳴らなかったために早朝の会議に遅れてしまいそうだとあせっている人は、子どもたちが朝食のときに手をやかせたり、出勤の途中で渋滞があったりすると、ふだんより怒りっぽくなります。現代社会に蔓延しているストレスは、無意識の覚醒を生みだして、人びとをつねに敵愾心や怒りを感じやすい状態にしてしまいます。怒りを感じる頻度や怒りの強さは男女とも同じですが、男性はどなる、物を投げる、ドアをたたきつけるなど、怒りを外に出す傾向があります。

さいわい、慢性的な怒りも、執拗な悲観主義と同様に、変えることができます。かなりの練習が必要ですが、練習をすれば、怒りの閾値を上げてすぐに怒りが起きないように、起きても楽にスイッチを切れるようになります。たとえば、少なくとも一八の研究で、敵愾心を軽減できることが実証されています[24]。心臓発作を起こした人たちの敵愾心を下げる目的で八つの行動修正プログラムを実施したところ、敵愾心の軽減に重点を置いていない標準的な心臓リハビリテーション・プログラムを実施した場合と比べて、平均で心臓発作の再発が三九パーセント、死亡が三三パーセント少なかったという研究報告もあります[25]。

怒りを減らす11のエクササイズ

エクササイズ1

まず、自分の怒りに問題があることを認めること。怒りと折り合いをつけるためには、自分がそれを変えたいと思っていることをまず認める必要があるからです。次に、怒りっぽくて自分でも困っていると、だれかに話します。オープンに認めれば、人からの応援とあわせて、成功の見込みがそれだけ高くなります。それから、怒って自制心を失って、それで本当に楽しいのか、と自分に聞いてみます。怒りに関連した行動（激昂する、不機嫌になる、人を傷つけるような言葉を使う、ばかげたふるまいをするなど）が不愉快だということを自覚すれば、生き方を変えようという気持がさらに強くなるでしょう。

エクササイズ2

CRのテクニックを使って、険悪な考えを構成しなおすと、怒りを減らすことができます。とくに第6章で説明したCR日誌に注目してください。この日誌をつけると、怒りがどんなときに、どんな場所や状況で、どんな人といるときに生じるか、そのパターンを見きわめることができます。そして、怒りのきっかけになる状況の頻度や種類を自覚するようになれば、怒りの認識や、予期や、コントロールがうまくできるようになります。また、自分の怒りを誘発する出来事の一部が、実はごくささいなものだというこどもわかるでしょう。

エクササイズ3

第6章で説明した、ストップ・呼吸・再構成法を実践すること。この方法は、怒りをコントロールする能力や、怒りが生じたときにそのスイッチを切る能力を育てるのに役立ちます。

エクササイズ4

あとの章でとりあげる、リラクセーション反応と視覚イメージ法を実践すること。リラクセーション反応と視覚イメージ法は、険悪な考えを静めて怒りを軽減しますが、それだけではなく、ストレスや無意識の生理的覚醒を最小限に抑える持続的な効果もあることが実証されています。そのような持続的効果のおかげで、怒りの導火線があまり短くならずにすみ、怒りの閾値が高くなります。あとで紹介する、そのほかの心身のメソッドもすべて実践します。怒りとそのほかのネガティヴな情動は密接に関係しているので、これらの方法で気分が改善され、ポジティヴな情動が高まってネガティヴな情動が抑えられ、無意識の生理的覚醒が消えると、怒りも軽減されます。こうした方法の多くは、不健康な、自己への過剰集中を緩和しますが、そうした過剰な集中こそ、不信や敵愾心の根本的原因なのです。自分自身にあまりとらわれなくなれば、向社会的な行動をとれるようになり、周囲の人たちも気分よく過ごせるようになるでしょう。

エクササイズ5 完璧を期待しないこと。現実的になって、周囲の人たちの行動に対する期待を修正します。敵愾心の強い人には、自己関与感が過剰だという特徴があるので、「I」あるいは「ｍｅ」という言葉を自分がどれくらい頻繁に使うか、意識してみましょう。

エクササイズ6 怒りが生じるような状況にあるときは、休息、気晴らし、散歩やドライブ、娯楽などで頭を冷やすこと。このような活動は、ネガティヴな考えに集中することを妨げ、怒りを静めます。

エクササイズ7 定期的に運動をして、カフェインやアルコールのとりすぎを避けること。あとでとりあげますが、運動は緊張のはけ口になり、怒りを軽減する鎮静効果をもたらします。カフェインは、緊張や生理的覚醒を高めて、怒りを起こしやすくする刺激物です。またアルコールは、自己制御力を低下させる一種の抑制薬なので、これも怒りの閾値を下げてしまいます。

エクササイズ8　人に対して共感しようと努めること。相手の感情を想像して、怒りを生じる相互関係を相手の視点から再構成します。よい聞き手になり、「あなたがどんなふうに思っているかを理解したい」という姿勢を育てることが共感の基本です。

エクササイズ9　社会的支援のネットワークに目を向けること。人からのなぐさめや思いやりは、短気な怒りを再構成する助けになります。

エクササイズ10　よくある宗教的、精神的な訓戒にしたがって、不当な扱いを受けたと感じてもそれを許し、自分自身に対するように人に接すること。非難や恨みや復讐心は、怒りをあおります。宗教がこのような行動規範を重視するのは、一つには、科学が最近になって発見したこと――怒りは健康をそこない、致命的な影響をおよぼす場合さえあるということを、何世紀も前から知っていたためかもしれません。

エクササイズ11　あと一週間しか生きられないとしたら、怒りを生じさせているその状況がどれほど重要だろうかと自分に問いかけ、怒りを大局的に見ること。近しい人を亡くしたとき、多くの人ははからずも、怒りを適切な文脈に置くことができます。人はそういうとき、一歩引いて自分の人生を広い視野でながめ、自分が怒りを感じるものごとの多くは、実は重要ではないと悟ります。本当に大事なのは愛情と助力だということに気づくのです。

ストレスを笑いで解消する

あなたはどれくらいよく笑いますか？
笑うと、自分自身や自分の生活に対する堅苦しく張りつめた見方がやわらいで、ストレス、不安、怒り、抑うつなどが軽減されるということは、常識的にわかります。ストレスがかかる状況のなかでユーモアを見いだせるようになると、プレッシャーから一時的に離れられるだけでなく、不合理な考えを再構成し、よりポジティヴな見方ができるようになるので、認知再構築も促進されます。ユーモラスな見方をしてもストレスそのものはなくなりませんが、ストレスから離れて健全な距離を置き、それを大局的に見ることはできます。視点が変わると、問題に対する新たな洞察や、独創的な解決策が見えてくることもよくあります。

大笑いをすると実際に痛みがやわらいで、軽い多幸感が誘発されることは科学的に実証されていますが、これは自然な高揚感を生みだす、エンドルフィンというアヘンに似た化学物質が分泌されるためと考えられています[26]。ある研究で、被験者のユーモアのセンスを調べ、それからさまざまなストレス要因にさらしたところ、ユーモアのセンスが低い人のほうが、免疫機能が大きく低下しました。これは、ユーモアのセンスがストレスの緩衝に有効だということを示しています[27]。

ユーモアは、ストレスのかかる出来事が抑うつなどの気分障害におよぼす影響も軽減します。また、身体的苦痛に対する許容度も高めます[28]。故ノーマン・カズンズは、著書『笑いと治癒力（*Anatomy of an Illness*）』のなかで、マルクス兄弟の映画やテレビ番組の『どっきりカメラ』を毎日見て笑いを誘いだし、重度の関節炎を自力で治したという話を書いています。一〇分間大笑いをすると、痛みがやわらいで、よく眠れるようになったそうです。

自分を笑えれば、自分の欠点を文脈のなかにとりこめるので、ストレス緩和にとりわけ効果的です。たとえ自分がどんなにばかなことをしたと思っていても、それよりもっとひどい失敗をしでかした人は、たぶん大勢いるでしょう。

笑いは緊張そのものもほぐしますが、そのほかに、人と人とのあいだの垣根も低くします。笑いで連帯感が強まれば、ポジティヴな情動も起こりやすくなります。

自然に出てくる笑い、とくに、こらえきれないくすくす笑いから連想されるのは、子どもの頃の自由さです。残念ながら多くの人は、年をとるにつれて、ユーモアの感覚を失ってしまいます。なかにはストレスや深刻な状況があまりにも長く続いたために、笑いかたさえ忘れてしまっているような人もいます。

しかしさいわいなことに、ユーモアとの接触を取り戻すことは、学習可能なストレス軽減の方法です。次に簡単な処方をあげておきます。なかにはうんざりするほどあたりまえに見えるものもあるかもしれませんが、世の中に険しい顔や不安そうな顔がこれほど多く見受けられることを考えれば、こんなに簡単であたりまえの指針さえも、まともに受けとめてもらえていないのではないかという気がします。

処方1　ユーモアを、毎日服用する処方薬のつもりで、積極的に求めること

好きな新聞の漫画をじっくり読む。レンタルビデオ店でコメディのビデオを借りる。近頃のハリウッド流のユーモアはあまり好まないという人でも、マルクス兄弟、あるいは『お熱いのがお好き』『ミスター・ロバーツ』といった古典など、かかえている問題を忘れさせてくれそうな作品が店頭で見つかるでしょう。雑誌や新聞でおもしろい記事に出会ったら、だれかに見せて一緒に笑いましょう。

処方2　笑わせてくれる人とつきあう

笑わせてくれそうな人とは、たとえほかに共通点がなさそうでも、積極的につきあいましょう。愉快な人のまわりにいると、自分のことがよく思えるようになります。おもしろいジョークを聞いたら書きとめること。ほかの人に言ってみたくなるかもしれません。

処方3 書店に行ってみること

ユーモア小説のコーナーをのぞくのもいいですし、店員に愉快な小説を何かすすめてもらってもいいでしょう。

処方4 おとなだって、楽しく遊んでいいんです

あなたが最後にトランポリンで跳ねたのは、あるいは雪だるまをつくったのは、いつですか？　そうした活動をすると笑いがでて、若返ったような気持になります。子どもたちがどんなふうに楽しんでいるかを観察するように努めてください。「いまこのとき」に生きている幸せな子どもは、〈太古の心〉と接触することを教えてくれる偉大な教師です。

処方5 もし必要なら、最初は「つくり笑顔」をすること

ただ「ほほ笑みを浮かべる」だけで実際に考えが変わり、気分がよくなることは、研究であきらかになっています（同様に、顔をしかめると悲しさが増します）。だから、自分の表情に注意を払ってください。鏡の前に立つたびに、ほほ笑む練習をして、それが自然な反応になるようにしてください。

処方6　自分を笑うこと

自分のことをあまり深刻にとらえず、自虐的なユーモアのセンスを備えた人のほうが、高い自尊心をもっています。自分のストレス要因を広い視野からとらえるために、もし必要なら、誇張をしてみましょう。デイヴィッド・ソーベルとロバート・オーンスタインは著書、『健康な心と健康な体のハンドブック（*Healthy Mind, Healthy Body Handbook*）』のなかで、両親に次のような手紙を書いた女子学生の例をあげています。

親愛なるママとパパへ

ずっと手紙を出さなくてごめんなさい。寮が火事で丸焼けになって、筆記用具がみんなだめになってしまったの。車で避難しているときに、事故を起こしてしまいました。でもだれも死なずにすんだので、思ったほど悪い結果にはいたりませんでした。私はもう退院しました。お医者さんの話では、二、三年もすれば完全によくなって、いつか歩けるようになるかもしれないそうです。それから、そのとき助けてくれた男の子のところに引っ越しました。持ち物が火事でほとんどだめになってしまったので。

ヒラリーより

追伸。火事も事故もありませんでした。健康状態も完璧です。それにボーイフレンドなんて、一人もいません。でも、フランス語でD、数学と化学でCをとってしまいました。

そのことを広い目で見てもらいたかったの。

ポジティヴな「錯覚」と「否認」を使って、ストレスに対処する

ストレスに強い人たちは、単に楽観的なだけではなく、現実をゆがめて、できるだけいいように解釈しています。これは心理学の研究であきらかにされています。

心理学者のシェリー・テイラーはUCLAで、ストレスに強い人を対象に広範囲な研究を実施して[29]、彼女が「ポジティヴな錯覚《イリュージョン》」と呼んでいる三つの因子を突きとめました。自分についての軽度にゆがんだポジティヴな信念、周囲のものごとに対する自分のコントロール力についての過大な自信、非現実的なまでに楽観的な将来についての考えの三つです。この三つは、脅威となる情報やストレスのかかる出来事に直面したときにとくに重要らしいのですが、テイラーはこれらを指す言葉として、「ポジティヴな錯覚」という用語を考案しました。

テイラーは、乳癌の患者を対象にしたある研究で、自分の病気にうまく順応している患者たちは、自分の力で癌をかなりコントロールできると信じており、生存の可能性についても、データに反して過度に楽観的な見通しをもっていることをあきらかにしました。また、エイズ患者を対象にした別の研究でも、自分の病気の経過について現実的な見方をしている人たちは、非現実的な楽観をしている人たちより、平均で九カ月早く死亡するとい

う結果が出ています[30]。

皮肉なことに伝統的な定義では、精神の健全さは現実と密接にかかわった世界観によって特徴づけられるとされ、「現実検討能力」などが正気を証明するものとされています。しかし一九七〇年代以降、実は人間の思考は、真に現実的でもなければ正確でもない場合が多いということがわかってきています。なかでも記憶は、人びとが真実を自分の目的にあわせて作り変える傾向がとくに強い領域の一つです。

テイラーの研究は、こうした所見をさらに一歩進め、現実を軽度にゆがめる傾向は、実は健全な傾向であって、ポジティヴな錯覚の欠如は、抑うつの人や不安の強い人と相関していることを示唆しました。実は、軽い抑うつのある人のほうが、自分自身や世界や自分の将来をはるかに現実的にとらえているのです。しかし重度の抑うつがある人はあきらかに、自分自身や世界や将来について、ネガティヴなゆがんだ見方をしており、その程度は抑うつの重症度と比例しています。テイラーが指摘しているように、ある抑うつ患者が主治医の精神科医に言った、「どっちみち、現実なんてそんなにすごいものじゃないでしょう?」という言葉には、学ぶべき教訓がありそうです。

強力な錯覚がもつ有益な面は、身体の不調を治そうとする試みにも利用されています。古代の人は、脳のなかに、信念を通して活性化できる自前の薬があることを認識していました。何千年も昔から、聖なる神秘のヒーラーたちは（祈禱師であれ、シャーマン、呪医であれ）、治療的な心身の相互作用を誘発する信念の力を利用して、治癒を助けてきました。彼らは特別な衣装や儀式や呪文を使って神秘な威厳のある雰囲気をつくりだし、みずからの治癒力を高めました。呪医は、ねらう相手に呪いをかけるヴードゥーの実践で、ネガティヴな信念がもつ無力化の力も利用しました。ヴードゥー死［ある人に呪いをかけると、その人が本当に数日後に死んでしまうという現象］の実例は、激しい驚きなど、ネガティヴな強い情動を経験したために急死した人たちについて書かれた医学文献に、多数報告されています。一九四〇年代にハーヴァード大学の著名な生理学者、ウォルター・キャノンが、ニュージーランドのマオリ族のあいだで「タプ」、すなわちタブーを通して起きるヴードゥー死を研究し、マオリ族の酋長のあいだで、「純然たる恐怖を通して致命的に働く想像の力」としてタプが用いられていると書いています[31]。

信念の力は、西洋医学においてもヒポクラテスの時代から認識されています。ヒポクラテスは、「一部の患者は、自分の病状があやういと知っていても、ただ医師の善意に満足しているだけで健康を回復する」と言っています。そしてその一五〇〇年後には、ギリシアの医師ガレノスも、「治ると確信している人は治りがいい」と述べています。

一九〇〇年代以前には、医師があたえる薬はほとんど、あるいはまったく治癒力をもっていませんでしたが、それでも患者はよくなりました。この現象は、プラシーボ効果と呼ばれるもので説明できます。患者と医師がともに治療の効果を信じていることが、強力な自然治癒のメカニズムを作動させるのです。今日、新薬の薬効を科学的に評価するとき、その新薬とプラシーボ［外見は本物の薬と同じだが、薬効成分がまったく入っていない偽薬］を、「二重盲検」という方法で比較します。二重盲検法では、どの人が新薬を投与されているか、プラシーボを投与されているかを被験者本人も研究者も知りません（研究者は実験的な服用期間が終了したあとで、コードを開封して各被験者がどちらの薬を服用していたかを知ります）。そうした多数の研究で、不安、抑うつ、痛み、熱、頭痛、高血圧、扁桃腺炎、にきび、喘息、不眠症、潰瘍、関節炎など、ありとあらゆる健康問題に対して、プラシーボを投与された患者のほぼ三分の一に症状の改善が見られることがわかっています[32]。また、痛みのある患者のおよそ三分の一は、もっとも強力な麻薬であるモルヒネと同程度の効きめがプラシーボ投与であらわれます[33]。

プラシーボ効果は、強力な薬の作用を逆転させる場合さえあります。これについてはスチュアート・ウルフ博士が一九五〇年代に実施した、有名な研究があります。つわりに悩まされていた女性に、「よく効く新薬」だといつわってある薬を投与したところ、すみやかに症状が軽減され、吐き気は二〇分で消えたのですが、実は、彼女が服用したのは、イペカック（吐根）という吐き気を誘発する薬だったのです[34]。

厳しい現実からときどき離れてみるのは、心（と体）にとって有益ですが、否認という手段に走ってしまうと、現実に「選択的」にしかかかわらないという、別の問題が生じてしまいます。したがって大きなトラウマや健康上の問題など重大なストレス要因に対しては、現実的に立ち向かうことが肝要です。しかし、日常の小さな問題についての否認は健康的になりうることが、ストレスに強い人たちを対象にした研究で、示されています。小さな問題（実際的な重要性や持続的な影響をもたないささいな無礼など）を軽視ないしは無視すると、生活しやすくなります。第2章でとりあげたように、情報が意識にのぼるのを阻止することに関与しているのは、注意と気づきを調整する〈太古の心〉の主要な脳機構、すなわち網様体と視床です。ストレスに強い人は、なんらかの方法で、これらの神経活動をうまくコントロールすることを身につけています。具体的に言うと、網様体や視床から皮質に向かう情報の流れを遮断して、ストレスのかかる情報が意識にのぼらないようにすることができるのです。

著名なストレス研究者のリチャード・ラザルスは、このたぐいの否認を「ポジティヴな否認」と呼んでいます。彼は、ネガティヴな何かを信じるのを拒否することが、極端にならないかぎり、逆境に直面したときの心身の幸福と関係していることをあきらかにしました。ポジティヴな否認は、希望を保ち、やる気を高め、不安を緩和するのに効果がありま す[35]。ポジティヴな否認とは対照的に、小さな問題で頭をいっぱいにしてしまうと、ストレスが増えるだけで、それが気分や心身の幸福にも悪影響をおよぼします。

ポジティヴな錯覚をもっていると、重要な情報を無視あるいは否定してしまったり、判断を誤ったり、自分の能力や業績についてまちがった認識をつくりあげてしまうのではないかと考えられますが、ポジティヴな錯覚は一般に、自分の行動の失敗やほかの人の反応というかたちで、周囲の世界からフィードバックを受けているとシェリー・テイラーは述べています。このような現実の試練を受けているおかげで、錯覚はたいてい、極端に走ったり非適応的になったりせずにすみます。それに人は普通、ポジティヴな錯覚をずっと持ちつづけるわけではなく、ときどきそれを中断します。目標を設定したり、決定を下したりするときはとくにそうです。そして決定や目標が確定したら、錯覚が復活してプランの実行を助けます。ときどき軽い抑うつや憂うつになるのも、ポジティヴな錯覚を中断して、それを健全な範囲にとどめる効果があるのではないかと考えられます。人はこのような状態にあるとき、ペースを落とし、判断を調整し、行動や決定を控えめにします。

しかしテイラーも慎重に指摘しているとおり、生活上のストレス要因には、ポジティヴな錯覚では変えられないものもたくさんあります。それに、変えられる場合でも、ポジティヴな錯覚をもっているとストレス要因に対処しやすくなるというだけで、そのストレス要因がすっかり取り除かれるわけではありません。

子どもはポジティヴな錯覚をより強くもちますが、そこには古代人のアニミズム――無生物が感情をもち、私たちと交流できるという信念――が反映されています。幼い子どもはおとなよりも、自分をポジティヴにとらえます。現実を魔法のように変更できる（たとえば、太陽や雲の動きをコントロールできる）と信じ[36]、自分を人気者ととらえ、将来について非常にポジティヴな信念をもっています。このような錯覚は、自己の境界の拡大や、他者や世界とのまじわりをうながします。つまりそれらは、〈太古の心〉の状態の特徴の一部である、驚異や神秘の感覚と同じものからなっています。

テイラーは、ポジティヴな錯覚は子ども時代に、言語や問題解決能力や運動技能の獲得を促進するうえで、とくにその効果を発揮するのではないかと考えています。子どもがもつ非現実的、楽観的な信念は、子どもが生まれてから数年のあいだに、たえず学習しつづけ、批判に対する反応を最小限にとどめ、自尊心や意欲を高めることを確実にしているのかもしれません。したがってポジティヴな錯覚も、脳に組み込まれた進化上の適合の一つ――この場合は、認知発達と情動の健康に欠かせない適合――ではないかと思われます。

私たちは、「成長」して〈太古の心〉から離れ、〈考える心〉を基盤とする成人期に入り、合理主義に同化するにつれ、現実的な限界に反応するようになり、子ども時代の錯覚を「脱学習」します。しかしポジティヴな錯覚の強度が弱まると、それにつれて、神秘的な感覚や一体的な自己感も弱くなってしまいます。ポジティヴな錯覚が減少して、子どもの頃の不思議な世界を失うのは、おとなになることにともなう不幸の一つです。ストレスに対して非常に強い人たちは、〈考える心〉の合理主義を健全なバランスに保ち、ほかの人たちに比べて、ポジティヴな錯覚に対する確信を強くとどめ、より統合された強い自己感を維持しているから、ストレスに強いのかもしれません。

信仰やスピリチュアリティは病気を退ける

シャーマンの例からもわかるように、医療は歴史的に宗教的、霊的な信念と結びついています。大昔の医師は、聖職者のような立場にあり、精霊を意のままにできるとみなされていました。現代では宗教と科学が分かれて、敵対関係にあるとみなされることもしばしばですが、多数の大規模な研究によって、宗教的信仰や霊性《スピリチュアリティ》がストレスの軽減や健康の増進に寄与することがわかってきています。たとえば次のような事実があります[37]。

- 宗教的信仰をもっている人は、自殺、薬物使用、少年非行、離婚、罹患、死亡の率が少ない。少なくとも過去数年間におこなわれた六つの研究において、宗教へのかかわりが死亡率の二五パーセント減と関連していることが一貫して示されている。これは生存年数にして七年の違いに相当する。
- 宗教的信仰をもっている患者は、信仰をもっていない患者と比べて、心臓手術後の生存率が高い。
- 宗教的信仰や霊的信仰には、高血圧、心疾患、脳卒中、癌などを含むストレス関連の病気をある程度まで予防する効果がある。

●宗教的信仰や霊的信仰は、不安や怒りや抑うつの軽減、人生および結婚生活に対する満足度の高さ、安定した家庭、心身の幸福、自己評価と関連している。信仰と心身の幸福について調べた一〇〇あまりの研究をまとめた総説によれば、そのうちの七九の研究が、宗教へのかかわりと、幸福度、生活の満足度、意欲ないしはポジティヴな気分の高さとのあいだに関係があると報告している。

●宗教とのかかわりが大きい高齢者ほど、身体的障害が少ない。

●宗教行事（礼拝など）に参加している人は、参加していない人に比べて血圧が低く、心臓発作のリスクが半分である。宗教的信仰の有無は、心疾患の要因として、コレステロールや喫煙など、従来から指摘されているリスク要因と同じくらい重要である。

●宗教的なかかわりが大きい人のほうが免疫系の機能が高いことが、複数の研究によってあきらかにされている。

●宗教的信仰は、喫煙や飲酒などの不健康な行動の少なさと関連している。

●宗教活動をしている人のほうが、死別、離婚、失業、重病などにうまく対処できる[38]。たとえばある研究によれば、霊的な信仰になぐさめを見いだしている進行癌の患者は、自分の人生に対する満足感や幸福度が高く、痛みが少なかった[39]。宗教活動をしている人は幸福度が高く、高齢者では、宗教は人生の満足度を予測するもっともすぐれた因子の一つである[40]。

もちろん信仰が恐怖を植えつける、抑圧的、支配的なものである場合は、ネガティヴな影響をおよぼすでしょうし、宗教団体のなかには、医療関係者との接触を避け、命を救う薬や医療処置を拒み、子どもにワクチンを受けさせないところもあります。しかしそのような主義や教義をもつ宗教はあまり多くはありませんし、宗教が健康にポジティヴな作用をおよぼすことを示す科学的証拠は非常に説得力があります。

宗教が健康におよぼすポジティヴな作用の一部は、かつて「清らかな暮らし」と呼ばれていたものに関係しているのかもしれません。また宗教は一般に、豊かな社会的支援のネットワークを提供し、ボランティア活動や地域社会と結びついた生活を促進し、孤独感や孤立を軽減させます。ハーヴァード医科大学のハーバート・ベンソン博士は、宗教的信仰や祈りに健康増進の効果があるのは、リラクセーション反応という、生まれつき備わった鎮静のメカニズムが誘いだされるからではないかと主張しています（リラクセーション反応については、第9章でくわしくとりあげます）。ベンソンによれば、人は祈りをささげるとき、穏やかな精神状態になり、それが喜びや満足感を促進します。彼は、リラクセーション反応が健康を増進するところから、人間のもつ宗教的信仰や祈りに従事する傾向は、〈太古の心〉の生理のなかに符号化されているのではないかと考えています。彼は、人間は「生まれつき神を信じるようにできている」、すなわち自己を超える大きな力を信じることが自分にとってよいということをもともと知っているのだと主張しています。そして、より根本的なレベルでは、その信念が、死すべき運命に対する恐怖を中和する作用もしていると述べています[41]。

宗教への帰属や霊的な信仰は、そのほかにも、〈太古の心〉と関連する、ストレス軽減効果のある適応的な姿勢や信念をたくさん育成します。楽観主義。コントロール感。自分以外のものに対するかかわり（コミットメント）。チャレンジ。自分自身やほかの人の不完全さに対する寛容。共感や利他主義。

霊性は、人生を見る視野を広げて、物質主義や、個人主義や、日常の小さな問題にとらわれるのを防いでくれます。危機的な状況が発生しても、霊的な観点から、これは成長のために必要なステップなのだと解釈することができます。宗教的信仰がストレスを軽減するのは、意味や希望や目的をもたらすからであり、また、私たちが経験するものごとを、一貫性のあるわかりやすいものに編成できる哲学体系をもたらすからでもあります。私たちは霊性を通して、自分と他者との結びつきや、自分と世界との結びつきを見る大局的な視点を獲得します。そして何よりも宗教的信仰は、重要な問題を知りたいという私たちの欲求を満たしてくれます。

宗教的信仰は、私たちが経験するもっとも個人的なことがらの一つであり、ある人にあてはまることが、かならずしもほかの人にあてはまるとはかぎりません。しかし情動や身体の健康には効果があるので、そのためだけにでも、人生の霊的な面に対して心を開き、自分が心地よさを感じるような信仰の道を探ってみてください。

第8章 幸福を生みだす人間関係

スーザン・コバサ博士は、AT&T(アメリカ電信電話会社)が史上最大の企業再編成をしていた時期に同社の幹部ビジネスマンを調べ、強いストレスのかかる不確実な時期に健康を維持している人と、維持していない人がいることをあきらかにしました。

コバサは、ストレスに強い幹部ビジネスマンが、自分自身や自分の人生について特有の感覚をもっていることを見いだし、それを「耐ストレス性」と名づけました。コバサによれば、ストレスに強いパーソナリティは、コントロール、コミットメント、チャレンジという三つの信念によって特徴づけられます[1]。

ストレスに強い人は、人生の出来事に対するコントロール感(自分の意志や行動でものごとをコントロールできるという感覚)と、外部の何かに対する強いコミットメント(かかわり)と、ストレスや変化を脅威ととらえずにチャレンジや機会ととらえる能力をもっているのです。

それに対して、健康をそこなったＡＴ＆Ｔの幹部ビジネスマンは、変化や不確実性に対して無力感をもち、脅威を感じて、弱気になっていました。ストレスから逃げ、ほかの人から疎外されているように感じていたのです。安定性を好み、その結果として、人生を退屈で無意味なものとみなす傾向もありました。

ストレスに強い人たちは、自分の枠を超えたものとかかわりをもつので、社会的支援を受けやすく、仕事とも家族とも深く関係しています。この結びつきは、古代においてそうだったように、人生に意味と方向性をあたえます。ストレスに強い人は、変化を普通のことこと、意欲をかきたてるものととらえます。周囲のものごとに対して好奇心があり、初めてのの経験に対しても興味をもち、たとえストレスのかかりそうなことであっても、自分が成長し変化していくために必要不可欠とみなします。また、もともと楽観的でもあります。

耐ストレス性の三つの構成要素のうち、もっとも重要なのはおそらくコントロールでしょう。人はコントロール感をもっていると、たとえそれが錯覚であっても、極度のストレスに耐えられるということが研究によって実証されています。コントロール感が高い人は、運命を信じている人や、自分は無力だと思い込んでいる人とはちがって、ストレスにうまく対処できるだけでなく、いくつかの重要な尺度で見た人生の成功度や幸福度も高い傾向にあります。

ある実験研究で、学生のグループに数学の問題を出し、学生が問題を解いているあいだに、大きな音を何度かランダムに出しました。半数の学生には、あるボタンを押せば音を止めることができると言っておきます（実際は、ボタンを押しても効果はないのですが）。この学生たちはだれもボタンを押しませんでしたが、それでも残りの半数の学生と比べると、生理的なストレスの徴候があまりあらわれませんでした。ストレス刺激をコントロールできると聞かされただけで、落ち着いていられたのです[2]。

アルツハイマー病のような衰弱性の病気をもつ肉親を介護している人など、自分にはコントロールできないと感じられるストレスにさらされている人は、免疫機能の働きが低く、本格的なうつ病になるリスクも高くなります[3]。

コントロール感が健康におよぼす影響を調べた研究のなかで、もっとも印象的なのは、おそらくイェール大学の心理学者、エレン・ランガーとジュディス・ロダンによるものでしょう。この研究では、老人ホームの居住者が日常の出来事を自分でコントロールできる度合いを変えました[4]。あるフロアでは、どの映画を観るか、どの植物の世話をするか、朝食の卵はどんな料理法にするか、などを居住者が選べるようにし、別のフロアでは、それらについて居住者に選択肢をあたえませんでした。ランガーとロダンが一八カ月後に追跡調査をしたところ、選択肢をあたえられたフロアの人たちのほうが活動的で、幸福度が高く、風采もよく、死亡者が少ないという結果が出ました。コントロール感は心身の幸福を向上させただけでなく、実際に延命の効果もあったのです。
身のまわりの出来事をコントロールできるという信念は、健康的な生活習慣とも関連しています。たとえば、運動の効用を信じている人は、ジム通いやウォーキングを実行する傾向が高く、そのおかげで実際に健康状態が向上するでしょう。このようなコントロールに対する信念は自己効力感と呼ばれ、食生活習慣や喫煙行動などを変えようとする努力のかなめになります。

本書でとりあげるテクニックはすべてそうですが、なかでもとくにCRとリラクセーション反応は、自分の心や体やストレスに対するコントロール感を高めます。そのコントロール感はときがたつにつれて、自分はストレスに対して、ストレスが自分におよぼすよりも大きなコントロール力をもっているという、ほぼ無意識の信念になります。

学習すれば楽観的になれるのと同じように、ストレスに対する強さも、次のような方法でつくりだすことができます。

- 人生の出来事について楽観的なストーリーを自分に語り、前章でとりあげた、楽観主義を育てるための方法を実践する。
- 自分の人生を意義のあるものととらえ、問題を機会、未来をチャレンジととらえる。
- 身のまわりの環境や、それに対する自分の反応をある程度コントロールできると信じる。
●自分以外に何か、深くかかわれるものを見つける。
●変化を、自分を脅かすものととらえず、あたりまえのこと、必然的なこと、刺激的で健全なチャレンジととらえる。

人を助けて自分を助ける

利他主義は自然淘汰を通して発達した感情で、自分自身を超える大義と私たちをもっとも直接的に結びつけます。

自分のことで頭がいっぱいになりすぎると、自分がかかえている問題に注意が集中しすぎて、不安や抑うつにつながりかねません。これに対して利他主義は、自分に対する注意の集中を減らし、心配から気をそらす働きをします。

利他主義は、そもそも古代の生活様式の産物ですが、次にあげるような恩恵をもたらすことによって、〈太古の心〉との結びつきをはぐくみます。

●思いやりなどの、ポジティヴな感情が増進する。
●自分がもっているものに満足する姿勢や気持が増す。
●自分の技能や力に対する信頼が強まり、自己評価や幸福感が増進する。

●怒りや社会的孤立が軽減され、社会的支援が増加する。

『善行の治癒力（*The Healing Power of Doing Good*）』の著者、アラン・ラクスは、数千人のボランティアを調査して、利他主義を定期的に実践していると、「ヘルパーズ・ハイ」と呼ばれる現象が生じることを報告しています[5]。「ヘルパーズ・ハイ」は、あたたかい気持、活力の増進、多幸感からなり、長期的なリラクセーションや落ち着きにつながる場合もあります。

ミシガン州ティカムサの住民二七〇〇人を対象にした大規模な研究では、地域の組織でボランティア活動をしている男性は、していない男性に比べて、死亡率が（どんな死因であるかによらず）五割も低いという結果が出ています[6]。『健康な心と健康な体のハンドブック』の著者、デイヴィッド・ソーベルとロバート・オーンスタインによれば、人助けは、免疫機能の向上や、風邪や頭痛の少なさ、痛みや不眠症の軽減とも関連しています[7]。

日常生活で利他的な姿勢を育成する活動は、学習支援、電話相談、老人ホームへの訪問、病院やホームレス施設での手伝い、食事の調理や配達、寄付などたくさんあります。このような活動のなかには一人でできるものも、地域の組織に参加しておこなうものもありますが、重要なのは、自分が苦痛ではなく、楽しくできるものを選ぶことです。

気にいった慈善団体に定期的に寄付をするのもすばらしい考えですが、助ける相手と個人的に接触する必要があり、したがって相手の反応をじかに共有できるような活動を選べば、自分のためにもなるかもしれないということは、頭に置いておいてください。それから、自分が得意なものを選ぶほうがいいでしょう。そのほうが個人的にもむくわれることが多いはずですから。

日常の簡単な自発的行動も、利他的になりえます。人のためにドアを支えておく。お年寄りに手を貸す。手がふさがっている人を助ける。列にならんでいるときや道路で人に先を譲る。大雪が降ったあと、隣家の前も雪かきをするなど。

生活のなかで利他主義を促進する戦略はもう一つあります。それは本書にあげた、ほかの心身法を実践することです。そうすればポジティヴな感情が増幅されて、利他的な行動をとりやすくなるでしょう。

支えてくれる人を得るために

あなたは、困ったときに相談できる人がいますか？　ほかの人たちに支えられ、気にかけられていると感じていますか？　それとも孤立していると感じていますか？

社会的支援を頼る素因は、一種の遺伝記憶として、また基本の情動的な要求として、〈太古の心〉に根づいています。私たちの祖先は俊足でもなく、鋭い爪のような天然の武器を備えていたわけでもなかったので、強い動物から身を守るため、また狩猟や食物の採集をするために、緊密な社会的関係のネットワークを頼りにしていました。そのような結びつきを形成したおとなたちは、集団にまとまって子どもを育てる傾向があったため、養護者の目が子どもにとどきやすく、子どもを有害なものから守ることができました。

社会的支援は、子どもと親とのアタッチメント（愛着関係）からはじまります。人間は動物界でもっとも乳幼児期が長いため、養護者との結びつきが生死にかかわる問題になります。また、多数の研究によって示されているように、乳幼児の心身の発達は、適切なアタッチメントや養育と直接に関係しています。

残念ながら、〈考える心〉を基盤とする現代生活の状況は、社会的孤立や、結びつきの欠如を増加させ、生物学的な基盤をもつ〈太古の心〉の社会的支援への要求がかなえられるのをむずかしくしています。人間は進化の過程を通してずっと、拡大された血縁者のネットワークのなかで生き、おば、おじ、甥、姪といった遺伝的なつながりのある人たちに囲まれていました。しかしこの数十年間で、社会の流動性、核家族や拡大家族の崩壊、単親家庭、別居や離婚の増加などによって、社会的な結びつきが弱まってきています[8]。親が近所に住んでいるという人は少数ですし、先代や先々代と同じように緊密な地域社会の関係を享受しているという人も非常に少なくなっています。生涯にわたる友人関係も一般的ではありません。前もって知らせずに友だちの家にちょっと立ち寄るのは、昔は普通でしたが、今日ではそんなことをする人はほとんどいません。全体的に見て、昔より一人暮らしや未婚の人が多くなり、なんらかの社会組織に属している人の数が、はるかに少なくなっています[9]。

適切な社会的支援（家族、友人、地域の接触、社会組織ないしは宗教組織、仕事上の関係、あるいはペット）をもっている人は、そうでない人に比べて健康状態がよく、大小の病気や精神的な問題をかかえている割合も少なく、伝染病に対する抵抗性が高く、死亡率が低く、さまざまなストレス要因にうまく対処していることが、かなりの量のデータによって示されています[10]。具体的に言うと、社会的支援は次にあげるような幅広い恩恵をもたらすことがわかっています。

- 癌から関節炎、心疾患まで、あらゆるタイプの病気に対する感受性（かかりやすさ）を低くする。
- 抑うつ、ストレス関連病、早死にのリスクを下げる。
- コレステロールの値や冠状動脈性心臓病の発病率を下げる。
- 死別、失業、病気にうまく対処できる。

社会的支援のある人は、重病にかかった場合も経過が良好で、回復が早く、死亡する割合が低いのです[11]。過去数十年間にわたる総計四万人分の文献をまとめた総説によれば、社会的支援が欠如していると、罹病と死亡のリスクが二倍になります[12]。

別の大規模な研究でも、社会的なかかわりを示すいくつかの尺度（結婚している、親しい友人や親戚がいる、教会の会員である、形式ばらないグループに参加している）が、それぞれ死亡率と逆比例関係にあることが示されています[13]。また、スタンフォード大学で乳癌の女性を対象に実施された有名な研究では、社会的支援グループに参加している人はしていない人より、生存年数が二倍も長いことがわかりました[14]。社会的支援については、ほかにも次のような所見が出ています。

●カーネギーメロン大学の研究者が一九九七年に実施した研究で、ボランティアの被験者にウイルスを服用させたところ、社会的関係が多様な人は風邪にかかりにくいという結果が出た[15]。
●四五歳から五四歳までの男性グループを調べた一〇年間のデータによると、独身男性の死亡率は既婚男性の二倍だった[16]。
●心臓発作の既往のある男性二〇〇〇人を三年間調べた研究で、社会的に孤立した人は早死にする割合が孤立していない人の二倍だった[17]。
●学業のストレスがかかった医学部の学生のうち、孤独な学生は適切な支援のある学生に比べて免疫機能の低下が大きかった[18]。

社会的孤立のネガティヴな影響は、人種、民族的背景、性別、年齢、社会経済的な地位にかかわりなく見られます[19]。社会的支援が不適切であるという要因は、実は、運動不足や高コレステロールに匹敵するくらい健康に有害で、死亡のリスク要因として、喫煙と同等ないしは喫煙よりも重大なのです[20]。

もちろん孤立しているから、かならず孤独でさみしいというわけではなく、一人暮らしでも幸福で健康な人はたくさんいます。問題なのは、「一人ぼっちで、人から切り離されて、打ち明け話をする相手がだれもいない」という主観的な感じ方です。同様に、社会的な結びつきならなんでも健康を増進するというわけではありません。ネガティヴな関係、とくに虐待的な関係は、ストレスを誘発する場合があり、病気の増加や免疫機能の低下とも関連づけられています。ある研究によれば、夫婦喧嘩は、新婚夫婦でも、長く幸福な結婚生活を送っている夫婦でも、免疫反応を弱めます[21]。

それでも、ほかの人たちと安定した強い結びつきをもっている人たちは、重要な有利さをもっています。いくつかの研究によれば、結婚している人は、結婚生活に満足していてもしていなくても、結婚しているというだけで独身者よりも病気になりにくいのです。男性は、結婚するとそれだけで、自動的に寿命が約九年延びると見込めます[22]。また男やもめは結婚している同年齢の男性に比べて、すべての死因について死亡率が三倍から五倍高く、配偶者を亡くしたばかりの人は、死別後半年から一年のあいだ死亡の割合が高くなります[23]。結婚している人は、配偶者から一定した社会的支援を受けられるだけでなく、結婚している結果として、地域社会にもうまくとけこむことができます。

社会的支援に関して驚くべき所見が出ているのは、日本についての研究です。日本人はニコチン常用者や高血圧の率が高く、高脂肪食を消費し、週六日の労働日などストレスのレベルも高く、環境汚染のある過密都市に住んでいるのに、世界でも心疾患の罹患率がもっとも低いグループに属しており、寿命の長さは世界のトップクラスです。

通常はそのような生活様式にともなうはずの罹病率や死亡率の増加が日本人に見られないのは、社会的支援の水準の高さが主要な理由の一つであると、研究者は考えています。日本の文化は、西洋化されたほとんどの社会に比べて、集団志向が強く、家族や地域に対するかかわりが深いのです。また日本人はアメリカ人よりも、社会の安定や社会的な結びつきを重視します。そして年長者を敬い、生涯にわたる友情を大切にしています[24]。

社会的支援は健康を増進する多数の恩恵をもたらします——愛情や好意、共感、社会活動、仲間意識、目的意識や所属意識。それは、ストレスがあるときに倒れこめる一種の安全ネットとして、自分自身や周囲の世界や将来に対する見方が脅かされたときに、ネガティヴな思考や感情を抑える働きをします。また社会的支援があると、自分のことをよく思えるようになるので、ストレスがかかっているとき（自己評価や楽観主義やコントロール力を信じる気持がそこなわれやすいとき）に、コントロール感や楽観主義が高められます。

愛情、満足感、ぬくもりなど、社会的支援によって生じるポジティヴな感情は、健康を増進する〈太古の心〉の回路にかかわっており、ストレスを軽減するその作用が、ネガティヴな感情の回路の過剰な活動を最小限に抑えます。社会的支援は、健康にもポジティヴな作用をおよぼしますが、それは以下のようなことを可能にするからです。

- 感情を共有する。
- ほかの人の助けを借りて問題の解決法を探す。
- ネガティヴな思考を構成しなおして、行動を変える。
- 変化があるときに、信頼感や安定感をもたらす。
- 自分自身から、もっと大きな何かに注意を移す。
- 身体的、物質的な支援を受ける。

ほかの人を信頼して打ち明け話をするという行為は、社会的支援の恩恵のなかでもとくに重要なものの一つと考えられます。サザン・メソジスト大学のジェイムズ・ペネベイカー博士は、鬱積した考えや気持を表に出すことの利点を二〇年あまり研究し、打ち明け話が心を解放して健康を増進し、特定の生理的作用を生みだすことをあきらかにしました。それによると、自分の情動体験について書くだけでも、免疫機能が高まり、その結果として身体的な症状が出る回数や医師にかかる回数が少なくなります[25]。

家族そろって夕食をとる習慣は、家庭生活の根幹の一つであり、かけがえのない団欒の時間としての役割を果たしてきましたが、それさえも、スケジュールがつまった多忙な生活のなかで急速に消えつつあります。家族みんなでとる食事は、その日の出来事を話して、感情を共有し、たがいの成功や問題を聞きあう時間として機能してきました。しかし親の仕事と、子どもたちが参加するものすごい数の活動のために、いつも家族そろって夕食をとるのがむずかしくなってきています。一緒に食事をすることは、いわばホームベースのように、安心感や所属感を強めるものでした。そのベースがむしばまれると、家族のつながりもむしばまれてしまいます。

結局のところ現代生活の大きな皮肉の一つは、遠い祖先の時代より多くの人に囲まれていながら、人類史上のどんな時代よりも、親しい関係がはるかに少なく、孤独や孤立が多いということかもしれません。社会的孤立を避けるためのヒントをあげておきましょう。

●「人には人が必要だ」という信念をもつこと。そうすれば、ストレスとそれが健康におよぼす有害な影響が減り、免疫系の機能が高まり、おそらく長生きもできるでしょう。
●本書にあげた、CRやそのほかの心身のテクニックを利用して、気分を改善すること。精神状態がよければ、社会的支援のネットワークをつくるのも容易に感じられるでしょう。
●関心をもてるグループやクラブ、あるいは地域の組織に参加して、社会的支援のネットワークを強めること。地元の新聞や地域行事のカレンダー、大学、宗教団体などで、関連のある情報をチェックしたり、料理やインテリア・デザイン、写真などのクラスに参加してみてはどうでしょうか。
●暇なときは自宅で一人テレビを見てすごすのではなく、だれかに電話をしたり、近所の人を訪ねたり、だれかとお茶を飲んだり、ショッピングや食事や映画に行ったりすること。自発的に動くこと。友情を育てる努力をすること。人間関係で大事なのは量ではなく質だということを忘れないようにしてください。友人を引きつける最良の方法は友人でいることです。
●ストレスがかかっているときは、引きこもるのはやめて、家族や友人と交流するようにしましょう。少なくとも一人、できればもっと、頼りになる親友をもつこと。
●アレルギー体質でなかったら、ペットを飼うこと。動物は社会的支援や愛情の源になり、いい仲間にもなります。研究によれば、ペットには血圧を下げる効果があり、ペットを飼っている人は、医師にかかる回数が少なく、病気になる率が低く、心疾患の生存率が高く、長生きします[26]。ペットは生きものと交流する機会をもたらし、だれかをかまいたい、だれかにかまってもらいたいという生まれもった欲求を満たし、孤独感をやわらげます。

次の章では、古代の祖先の世界に戻り、ストレスを軽減するために私たちに備わっている天賦の才についてもう少し学びます。そして、ストレス軽減の方法としてもっとも重要なリラクセーション反応を意のままに誘いだすテクニックを身につけるにはどうしたらいいかという話をします。

第9章 〈太古の心〉の扉を開く――リラクセーション反応

「夢心地」の正体

米国立衛生研究所・精神生物学部門のトマス・ウエア博士は、睡眠と覚醒の自然なリズムを調べるために、古代の人間が経験していたと思われる睡眠の再現を試みる一連の実験をおこないました[1]。

ウエアは、実験を組み立てるにあたって、初期人類が暮らしていた緯度、すなわち真冬の夜がおよそ一四時間続く緯度の状況を再現しようとしました。彼は人類学上の証拠をもとに、祖先は夜の一四時間を洞窟や野営地やねぐらのなかで過ごしたと推量し、被験者を一カ月間、毎日午後六時から翌朝の午前八時まで暗闇のなかで過ごさせることにしました。被験者たちは、人工照明もスケジュールも目覚まし時計もなしに、体内の生理的な手がかりだけにもとづいて、睡眠と覚醒のサイクルに入ることができました。

被験者たちは真っ暗な一四時間のうち、眠りにつく前のおよそ二時間はただ横になって静かに休み、それから約四時間眠ってレム睡眠（夢を見る睡眠相）から目覚め、また二時間静かに休み、そしてまた四時間の眠りにつきました。そして毎朝六時頃にレム睡眠から目覚め、二時間静かに休んだあと、八時に起きました。

ウエアは、暗闇に耐える以外に選択肢をもたず、スケジュールではなく自然のリズムにしたがっていた古代の人間も、現代人と同じく八時間の睡眠をとっていたが、その眠りは、現代人とはちがって連続的ではなかったという結論を出しました。あいだにはさまった六時間（二時間ずつ三回）の中断は、完全に眠っているのでもなく、完全に目覚めて活動しているのでもない状態で、ウエアはこれを、「まったく独自の生理的状態にある静かな休息」と表現しています。

このパターンは多くの哺乳類の睡眠に似ています。専門的には「多相性睡眠」と呼ばれるこの睡眠パターンを、私たちも人生の初期と晩年に経験します。赤ちゃんは一日に何度も眠りの周期があり、老人は夜とぎれとぎれに眠り、日中もうたたねをする傾向があります。この交替が、なんらかの進化上の要求にかなっていたのはまちがいないでしょう。

夜のかなりの時間、静かな覚醒状態にあることは、現代の生活ではそれになんらかの意味があるとは認識されていませんが、私たちの生理のなかに遺伝的構成の一部として潜在しています。ところが私たちは、成人の生活の大部分において、人工照明を使って夜遅くまで活動し、そのあとで、ひとかたまりの睡眠を七時間から八時間とっています。
しかしその睡眠パターンは、私たちの祖先が進化するあいだずっと経験していたであろう深いリラクセーションの時間から（冬季なら六時間にもおよぶそれから）、私たちを切り離してしまいました。ウエアは、この静かな覚醒状態の相が通常、夢見の睡眠相の直後に生じることに注目して、次のように推測しています。

ひょっとすると私たちの祖先は、夢見の睡眠から大きな影響を受けていたのではないか、と想像する。毎晩、夢見の睡眠から目覚めて、長い静かな覚醒の相に入り、意識的な気づきのなかに夢の残響が続いていたのかもしれない。（中略）先史時代にはこのような配置が、夢と起きている時間とをつなぐ情報伝達経路を提供していたが、人間が睡眠を圧縮してひとまとめにとるようになるにつれて、その経路がしだいに遮断されてしまったのではないか、と推測してみたくなる。もしそうなら、この変化は、現代人が神話や空想の源泉との接触を失ってしまったように思えることの生理学的な説明づけになりそうである。

ウエアは「静かな覚醒状態」（「白昼夢」ないしは「夢心地」とでも呼べそうな状態）を、心理学者の言う「一次過程」に似た、深くリラックスした非言語的、受容的な精神機能のモードとして記述しています。このタイプの精神活動は、〈太古の心〉が得意とするもので、情報を論理的、形式的ルールによって理解するのではなく、概念を柔軟にとらえ、イメージや情動を介して情報を直感的に結びつけることによって理解します[2]。

夢心地というのは、ソファに横になっているときや、海辺で打ち寄せる波をながめているとき、あるいはパチパチと音を立てる暖炉の薪を見つめているときに、つい「うとうと」とする、あれがそうです。そういうときは、ふだんなら集中砲火のように〈太古の心〉に入ってくる感覚入力が少なくなるので、感覚刺激の「プレッシャー」が軽くなり、無意識の情動刺激にアクセスしやすくなります。そのような情動刺激は、通常、意識的には経験されませんが、情動刺激の解放には浄化作用があります。深いリラクセーションは、意識レベル以下で蓄積した無意識の情動的覚醒によって生じる精神的、身体的な緊張を解消します[3]。私たちはその結果として、活力を回復し、リフレッシュした気分になります。

フロイトはいまから一〇〇年あまり前に、意識的な心が無意識の情動的な情報にアクセスするための「自由連想」という方法を考案しました。彼はそれを、「理性の関門の監視をゆるめ、無批判に観察する姿勢をとる」ことだと述べていますが、精神分析で実践される自由連想は、〈考える心〉のプロセスであり、意識的な心を用いて連想的な心的活動の意味を理解、解釈しようとするものです[4]。〈太古の心〉だけの特性である、真にリラックスした、自由に流れる夢想の状態ではありません。

夢想の深いリラクセーションに入ると、シータ波という特徴的な波形が生じます（アルファ波は「リラックスした覚醒状態」の脳波で、シータ波は入眠時など、深いリラクセーション状態のときによく見られる脳波です）。この状態から醒めた人は、あふれるほど豊かな心象があったと報告しますが、この状態にあるときは、〈考える心〉が、意識的な思考過程に対する随意的なコントロールを「手放している」ので、そうした心象は、無意識の感情があらわれたものと考えられます[5]。これは「入眠時心象」と呼ばれるもので、一般に夢を見ているような、うとうと、ふわふわとした、とりとめのない状態です。映画や劇を受動的に観ている観客になぞらえられることもよくあります。このような心象は、ある程度の長さとまとまりのある普通の夢とはちがって、つながりのない「スナップ写真」のようにあらわれます[6]。

私たちは毎晩、眠りにおちる直前に、入眠時心象を経験します。目を閉じると、まずリラックスした覚醒状態が数分間続きます。この状態は、ただよう思考とアルファ波を特徴とします。思考はしだいにとりとめのないものになって、体が弛緩していきます。次に入るのは第一段階と呼ばれる睡眠相ですが、これは実は夢想状態と同じで、覚醒と睡眠とのあいだのリラックスした状態です[7]。網様体と視床の活動性が低下して、意識が遠のきます。体はさらに弛緩して、呼吸も心拍も遅くなります。ゆっくりした眼球運動が起こり、シータ波が生じてアルファ波は消えていきます。第一段階に入って数分後には、より深い睡眠段階に移行するので、私たちは一般に、心に去来した入眠時心象を憶えていません。

深いリラクセーションや夢想や入眠時心象は、起きている時間の創造性の源泉となり、問題解決の助けとなります[8]。数多くの科学者、芸術家、著述家が、創造の最初の段階で夢想が重要な役割を果たしたと語っていますが、もっとも有名な実例は、蛇が自分の尾をくわえている、夢のような入眠時心象を見てベンゼン環の構造を思いついた、化学者のオーギュスト・ケクレでしょう。マーク・トウェイン、エドガー・アラン・ポー、ロバート・ルイス・スティーヴンソンも、夢想中に呼び起こされた自然発生的な心象を作品にとりいれています。

〈太古の心〉にアクセスすること——すなわち、〈考える心〉の働きを一時停止すること——が問題解決に役立つのは、直観的なモードの入眠時心象が、論理的な証明に先立つ、アイディアの組み合わせを生みだすからです。これは、しばしば直観ないしは「第六感」と呼ばれるたぐいの心の遊びで、アイディアを新たな構造に組み立てることを可能にします。

リラクセーション反応—シータ波によるより深いリラックス状態

深いリラクセーションがもたらす恩恵は非常に大きく、過去三〇年にわたって、発展する心身医学の礎石となってきました。これまでにとりあげた、いろいろな現象（祖先の静かな休息の時間から、創造的な夢想、私たちが毎晩経験する第一段階の睡眠にいたる、さまざまな現象）の根底にある生理は、「リラクセーション反応」というテーマのもとで、徹底的に研究されてきました[9]。そうした研究のおかげで、体がリラクセーション状態に入る仕組みや理由がことこまかに解明されただけでなく、意図的にそのような状態に入るテクニックを完成することも可能になったのです。リラクセーション反応は〈太古の心〉に生得的に備わった鎮静の機構であり、何百万年という進化の過程を通して改良されてきた適応的な反応です。健康を促進する方法として安全であり、効果のほども実証され、費用はまったくかかりません。

前の章で、ストレスに満ちた刺激が、扁桃体、視床、視床下部のネガティィヴ情動の回路を活性化させ、ストレスホルモン濃度の上昇、心拍数の増加、筋緊張などを含む「闘争か逃走か」の反応を引き起こすという話をしました。また、ストレス反応が完全に自覚の範囲外で起こるという話もしました。

人類の進化過程の大部分においては、ストレス反応はネガティィヴ情動とポジティィヴ情動の適応的なバランスの一部であり、命にかかわる緊急事態を乗り切らせるためにデザインされたものでした。人類が暮らしていた自然環境においては、このシステムは「自動的な停止」をともなっていました——ストレス反応によって、脅威に対処するのに必要な身体エネルギーが大量に発生すると、〈太古の心〉がリラクセーション反応の引き金を引いて、心身を安静状態に戻したのです。

ところが、〈考える心〉がつくりだす世界においては、私たちが遭遇するストレス要因が、闘争や逃走を必要とする緊急の明確な身体的脅威であることは稀です。ほとんどは慢性的、精神的なストレス要因であり、ネガティヴな情動のあとにポジティヴな情動が生じてバランスがとれるということはありません。私たちが遭遇するストレス要因は、集中的な大量のエネルギーを必要としないため、ストレス反応という身体的覚醒が自然に消失することがないのです。ストレス反応の「スイッチが入った」ままになるため、慢性的な心身の覚醒状態が続き、不安や敵愾心などの情動を生じたり、種々のストレス関連の健康障害が起こりやすくなったりします[10]。

リラクセーション反応の存在を確証する鍵となったのは、バイオフィードバックでした。それまでの生理学の定説では、呼吸や心拍といった基本的な機能をつかさどっている自律神経系に対しては、随意的なコントロールはできないとされていました。しかし一九六〇年代後半に発展したバイオフィードバックの実験が、そのような認識を変えました[11]。バイオフィードバック法では、電気機器を用いて脳波、心拍数などの生理的データを測定し、それを音や光などの信号に変換して被験者にフィードバックします。したがって被験者は、意識にのぼらない自分の生理的なプロセスについて、正確な情報を得ることができます。

このような方法を用いて、被験者が心的活動（思考、イメージ、集中、注意など）を変えながら、バイオフィードバック信号を「鏡」として使うと、脳波、心拍数、血圧、血流量、皮膚体温、筋緊張などの「自律的な」機能に影響をおよぼせることがわかりました。この発見によって、まさにこの種の内的コントロールができる方法として従来から主張されてきた瞑想などを、研究の対象とする道が開かれたのです。

その根本的なメカニズムをリラクセーション反応と名づけたのは、ハーヴァード医科大学の心臓病専門医ハーバート・ベンソンでした。ベンソンが定義したリラクセーション反応には、以下の構成要素があります。

●脳波の徐波化と精神の鎮静化
●ストレスホルモンの分泌の低下
●心拍数、呼吸数の減少。場合によっては血圧の低下
●末端部への血流量の増加
●全身の筋肉の弛緩

ベンソンは、このタイプの深いリラクセーションを容易に達成できる明確なテクニックを開発したという点でも、先駆者でした。彼が見いだした、深いリラクセーションをもた

らすためのキーポイントは四つあります。

●静かな場所で目を閉じ、気を散らす要因を最小限にする。
●ゆったりした姿勢で、筋肉を弛緩させる。
●呼吸、語や句、イメージなどに意識を集中し、心が日常的な思考に向かってしまわないようにする。
●日常的な思考が起きても気にとめず、無視する。

リラクセーション反応は、不安障害やパニック発作、頭痛、腰背痛、関節炎、癌の痛みなどの慢性的な痛み、過敏性大腸症候群などの胃腸症状、高血圧、扁桃炎、心疾患、更年期ののぼせ、月経前症候群、不妊、化学療法による悪心嘔吐など、さまざまな健康障害の治療に効果があることが、研究によって実証されています。また、糖尿病患者の血糖値を安定させたり、手術後の回復をすみやかにしたりする目的で利用することもできます。陣痛時間を短縮し、出産にともなう苦痛を軽減するためにもごく普通に用いられていますし、免疫系を強めて、上気道感染に対する抵抗力を高めることもあきらかにされています[12]。

リラクセーション反応は、心身医学では標準的な処置法になってきていますが、治療効果についての理解は、最近まで、体内のストレス反応を打ち消す作用だけに焦点があてられていました。しかし脳波の変化に関する私自身の研究で、リラクセーション反応は、前頭皮質の神経活動も低下させることがあきらかになりました。前頭皮質は〈考える心〉のモノローグの座ですが、〈太古の心〉の情動回路の一部でもあります。正確に言うと、リラクセーション反応のあいだに少なくなるのは、「ベータ波」という覚醒状態の脳波です。したがってリラクセーション反応は、前頭葉の情動の活動性と内部のモノローグを「静める」ことによって、治療効果を発揮しているのではないかと考えられます[13]。

リラクセーション反応を定期的に実践すると、より深いリラクセーション状態に到達できるようになります。瞑想などのリラクセーション反応のテクニックについての研究では、リラクセーション反応中に脳波が遅くなり、アルファ波とシータ波が増えることが一貫して示されています。一般的に、リラクセーション反応がはじまって数分間はアルファ波が増え、そのあとシータ波が増えます（いくつかの研究によると、リラクセーション反応がはじまる前からアルファ波がたくさん出ている人の場合は、リラクセーション反応中はシータ波の増加だけが見られます）。また、被験者がリラクセーション反応を実践している期間の長さと、脳波の変化の程度に直接的な関係があることも、いくつかの研究であきらかにされており、何年も実践している人の場合は、リラクセーション反応中につねにシータ波の増加が見られます[14]。

私はある研究で、リラクセーション反応を実践しはじめてわずか八週間の被験者を対象にして、リラクセーション反応の効果を評価するため、前頭葉領域と側頭葉領域の脳波をさらに正確にコンピュータ分析しました。するとリラクセーション反応中は、対照条件と比べて、シータ波の増加とアルファ波の減少が見られました。これは、リラクセーション反応中に変化する重要な脳波は、実はシータ波であることを示唆しています。シータ波の増加を生じさせる能力と実践とのあいだには、リラクセーション反応の実践期間が長い被験者ほど、リラクセーション反応中のシータ波の増加が大きいという相関関係が見られました[15]。

シータ波のように遅い脳波があらわれるのは、網様体と視床が皮質の覚醒レベルを下げているために、皮質がリラックスし、通常の情報処理をやめて、エネルギーを節約していることを意味しています。リラクセーション反応を定期的に実践しているとシータ波が増加するという事実は、リラクセーション反応の鎮静効果が脳を静めることによって発揮されているということを示唆しています[16]（これらの所見は、休止状態の人間の脳は、たえず脳に入ってくる感覚入力を抑制するため高度に活性化しているので、注意の集中は皮質などの脳領域を非活性化させるという研究結果と整合しています）。おそらく、このような鎮静効果が、リラクセーション反応でよく見られるポジティヴな感情の基盤となり、究極的には、ストレス関連の健康障害の改善に結びつく、ストレス反応の減少の基盤になっているのでしょう。

したがって、要約すると、リラクセーション反応の主要な効果は、筋肉や心臓血管系の鎮静化にとどまらず、〈太古の心〉そのものを構成する構造の一部にもおよびます。その効果には次のようなものがあります。

●前頭皮質（〈考える心〉のモノローグの座）の心的活動を低下させる精神的、生理的な静止状態を生みだす。この効果は、おそらく〈考える心〉の内的なモノローグを妨げる反復性の刺激に注意を集中することによって達成されるものと思われる。

●網様体と視床からの感覚入力の流れを抑制し、それに代わって単調な感覚刺激を送りこむことによって、〈太古の心〉の覚醒レベルを下げる。たえまない日常生活の刺激は、〈太古の心〉に際限のない集中砲火を浴びせる。リラクセーション反応は、内部に注意を向けることによって、心を乱す外界の事物を締め出し、ネガティヴな思考や情動を静めてリラクセーション感を高める、低い覚醒レベルの達成を助ける。

●筋肉を弛緩させることによって、身体からの生理的な入力を減らす。〈太古の心〉は、筋肉組織から、情動的プロセスについてのフィードバックを継続的に受けており、それがストレス反応に循環的な影響をあたえる場合がある。リラクセーション反応は、筋肉を弛緩させることによって、〈太古の心〉がストレス反応を断ち切る助けをする。

●定位連合野とワーキングメモリへの感覚入力を減らすことによって、自己感および内省的な気づきを低下させる。

リラクセーション反応は、脳の鎮静化とは別に、〈考える心〉の通常の合理的な思考過程を抑制することによって〈太古の心〉とのコミュニケーション経路を開くという、もう一つの根本的な治療効果ももっているようです。私たちはそのおかげで、前述の夢想状態や一次過程状態の場合と同じように、〈太古の心〉に無意識的に入りこんだストレス性の情動刺激にアクセスできます。実際、瞑想のシステムの多くは、それまでアクセスできなかった感情や情動刺激に気づけるようになることを目的としています。瞑想のとき、感覚刺激に注意が向かないようにするのは、もっと微妙な刺激、とくに知覚認識や行動を無意識的に形成している情動刺激に集中するためなのです[17]。

午睡《シエスタ》の時間《タイム》

リラクセーション反応や、静かな休息を好む私たちの嗜好は、午睡を必要とする生まれもった素因とも関係しているようです。午後になると気力や仕事の能率が落ちるのはよくあることで、昼食をたっぷりとるせいだと思っている人が多いのですが、実は、〈太古の心〉が進化の過程で、昼の休息をとったほうがうまく働くようにプログラムされているために起こる現象です。

幼児や老人のうたた寝や、シエスタ文化の昼寝を調べた研究者たちは、みな同じ結論に到達しています――脳が、昼寝をとるようにしむけているという結論です[18]。午後になるとふらふらする傾向は、睡眠が深くて休息が十分にとれている人にも見られます。いつもはそれに気づいていないとすれば、たぶんそれは、あまりにも忙しく走りまわっているか、カフェインをとってがんばっているせいでしょう。

昼寝は、多数の文化で欠かせない生活の一部になっていますが、赤道付近ではとくにそうした傾向があるので、ただストレスを減らすためだけではなく、熱い日中の太陽を避けるための進化的なメカニズムの一部なのかもしれません。しかし、少なくともある研究で、ストレスが気分や免疫系にネガティヴな影響をもっとも強くおよぼすのは午後だという結果が出ています[19]。

昼寝の衝動は夜間の睡眠の欲求ほど強くないため、抑制できます。また、昼寝は仕事の予定とかちあうために、ますます一般的ではなくなってきています。しかし皮肉なことに、〈考える心〉が要求する厳密なスケジュールのおかげで昼寝ができないと、気分だけではなく、活力や注意力や能率も落ちてしまいます。

研究が示すところによれば、午睡は一〇分ほどの短いものであっても、それらすべてを促進します。前夜が寝不足だった場合はとくにそうです。ある研究で、操縦席を離れて、コックピット内で、短い睡眠をとることが許されている長距離飛行のパイロットは、疲労が少なく、注意や警戒にぬけがなく、てぎわもはるかにいいという結果が出ています。昼寝が健康にいいというデータはほかにもあって、ギリシアで実施されたある研究では、毎日の昼寝と冠状動脈性心臓病の罹患率の三〇パーセント減少とのあいだに相関関係がありました。

また別の所見では、一時間以内の短い昼寝に、第一段階の睡眠を含む覚醒状態や浅い眠りがかなりの程度含まれていることが示されているので、昼寝はどちらかと言えば夜間の深い眠りよりもリラクセーション反応に似ているのかもしれません。しかし昼寝の効用は、どの睡眠段階まで到達するかということには左右されないようです。重要なのは、日中に深いリラクセーションを得て、午後のストレスの高まりを押しとどめることなのです。

睡眠がもつ回復力

右のセクションでは、昼寝の意義と、リラクセーション反応を学習する意義を示したつもりですが、おそらくどんなものも、夜の安眠の代わりにはならないでしょう。なんと言っても自然は、私たちが進化の全過程の少なくとも三分の一を熟睡にあてるようにとりはからってきたのですから。

睡眠が健康や幸福にこれほど大きな影響力をもっている理由としては、とくに次のようなことが考えられます。

●深い睡眠（デルタ波で特徴づけられる睡眠、あるいは睡眠の研究者が徐波睡眠と呼んでいる睡眠）は、〈太古の心〉に、血流量やエネルギー代謝を低くできる期間をあたえる。これは元気を回復し神経機能を最適にするために不可欠であるらしい。また睡眠中は網様体、視床、辺縁系、前頭前皮質の活動性も相当に減少する[20]。活力や、喜び、楽観的な思考、ネガティヴな情動への対処、ポジティヴな気分は、深い睡眠を十分にとれているかどうかに左右される。

●睡眠の研究者のなかには、夢見の睡眠は、情動を処理し、毎日決まって情動記憶にアクセスし、自己意識を定期的に抑制することによって情動のホメオスタシス（恒常性）を維持するための脳システムだという見解がある。網様体、視床、辺縁系は、夢見の睡眠中に非常に活動的になり、血流量やエネルギー代謝も増加する。したがって夢見の睡眠は、情動的覚醒を解除して、〈太古の心〉に対して治療的に働くのかもしれない[21]。

睡眠にはこのような効用があるにもかかわらず、とりわけストレスの多い〈考える心〉の現代生活のなかで、成人の半数が睡眠障害を訴えています。ストレスは不眠症を引き起こすもっともありふれた原因であり、多くの人は大変なことがあるとあまり眠れなくなります[22]。日中にストレスがかかると、ストレスホルモンのレベルはかなり長あいだ、眠ろうとする頃まで、まだ高い状態が続きます。

リラクセーション反応が不眠症に対して治療効果をもっていることは、多数の科学研究で示されています。日中にリラクセーション反応を実践すると、それがストレス反応を抑えるので、夜間のストレスホルモンのレベルが低くなります。またリラクセーション反応は、第一段階の睡眠と似た脳波のパターンを生じさせるので、寝る前や夜中に目覚めたときに実践すると、睡眠そのものも改善されます。言いかえればリラクセーション反応が浅い眠りを誘い、その浅い眠りが深い眠りや夢見の睡眠の入口になるのです。

リラクセーション反応は、私たちの進化の全過程を通して、つねに変わらぬ伴侶でした。リラクセーション反応は身体的なストレスをやわらげ、睡眠の前やあとに私たちを落ち着かせます。また、気分や活力を向上させ、〈太古の心〉とのコミュニケーション経路を開くことを可能にします。それは私たちの遺伝子構成の一部であり、あとでとりあげるように、自然や孤独など、鎮静効果のある刺激に対する欲求と結びついています。このリラクセーション反応とふたたびつながりをもつことは、〈太古の心〉との結びつきを取り戻すためにいますぐできる方法です。しかも、少しもむずかしくありません。

リラクセーション反応を誘いだす方法

リラクセーション反応は、簡単な三つのステップで誘いだせます。

ステップ1

全身の筋肉をゆるめます。それには、弛緩を少しずつ全身に広げていきます。そうすると、体があたたかく、あるいは重く感じられたり、じーんとする感じがしたりする場合もありますが、とくに何も感じない場合もあります。

ステップ2

リラックスした呼吸のパターンを定着させます。人は、落ち着いた状態のときや眠っているときには、腹式呼吸をしています。腹式呼吸をすると、二酸化炭素の排出と酸素の取り込みが効率よくおこなわれるので、体が弛緩します。ストレスがかかると、短くて浅い、不規則な胸式呼吸になって、呼吸の効率が悪くなる傾向があります。そうなると体が緊張して老廃物が血中にたまり、それが不安を感じる原因になります。

うまく腹式呼吸ができているかどうかを確かめるには、片方の手をおなかの上に、もう片方の手を胸の上に置いて、呼吸に意識を集中します。腹式呼吸をしていれば、息を吸ったり吐いたりするたびに、おなかの上に置いた手が上下します。胸式呼吸になっている場合は、胸の上に置いた手が呼吸とともに動きます。

ステップ3

日常的な思考に注意がそれないようにするために、息を吐くたびに、中立的な言葉（たとえば「一」「リラックス」「ピース」「重い」など）を心のなかでくり返します。受動的な態度をとること。言いかえれば、リラクセーションが起こるにまかせて、自分からリラックスしようとせず、リラクセーション反応が起こっているかどうかを気にしないこと。気を散らすような考えが生じたら、集中するための方法（言葉のくり返し）に注意を戻すこと。

試してみようという気になった人は、次にもっとくわしい指示を書いておきますので、これを録音して（大きな声でゆっくり読むこと）、リラックスするときに再生するといいでしょう。

椅子に座るか、ベッドあるいは床に横になり、楽な姿勢をとりましょう。目を閉じて注意を足の指と足に向けます。想像しましょう。リラクセーションの波が足の指と足を通っていきます。あたたかい感じがするかもしれません。あるいは、じーんと感じたり、重く感じたりするかもしれません。ただ足が靴にさわっている、あるいは床にさわっているのを感じるだけかもしれません。

今度は、リラクセーションの波がふくらはぎを通って腿まであがってくるのをイメージしましょう。あたたかさや、気持のよさを味わってください。自然なペースにまかせましょう。リラクセーションの波がおなかまで、そして胸まであがってきて、背中にもまわっていくのを感じてください。上半身がどんどんリラックスしていきます。

リラクセーションの波が手のほうに向かうのを感じてください。手もあたたかく、じーんと、あるいは重く感じるかもしれません。手がゆったりと体に触れているのを、あるいは椅子やベッドに触れているのを感じるかもしれません。リラクセーションが手から腕、そして肩まで広がっていくのをイメージしましょう。リラクセーションの気持よさをゆったりと感じてください。次はリラクセーションの流れが、首からあご、頬、目、そして額に向かいます。

これで全身にリラクセーションが流れました。体のすみずみまでどんどんリラックスしていきます。自分がすっかりリラックスしているのを感じてください。

今度は呼吸に意識を集中しましょう。呼吸がだんだん規則正しくなっていきます。息を吸うとおなかがふくらみます。息を吐くとおなかがへこみます。吸ってふくらみ、吐いてへこみます。しばらく腹式呼吸に意識を集中しましょう。心が日常の思考にそれていったら、その考えを追わずに、呼吸に意識を戻しましょう。

おなかのなかに風船があるとイメージしましょう。息を吸うと風船がふくらみます。息を吐くと風船がしぼみます。腹式呼吸に意識を集中しましょう。

呼吸は、さらに規則正しくなっています。何か言葉を決めて、「一つ」とか、「リラックス」とか、息を吐くたびに心のなかで言ってもいいでしょう。ほかのことに気が散らずに注意を集中しやすくなります。呼吸と言葉に集中しつづけましょう。

これでよしと思ったら、そこで深呼吸を一つしてから、ゆっくりと目を開けましょう。


どうでしたか？　リラクセーション反応を初めて経験した人は、たいてい、身体が弛緩して、筋肉の緊張がとれ、呼吸がゆっくりになったと言います。深いリラクセーション状態にあるときは、起きているとも眠っているともつかない感じがするかもしれません。まわりのことや、思考や、集中するための言葉が意識されなくなって、第一段階の睡眠に似た状態におちいる場合もあるでしょう。

最初は心があちこちにさまようかもしれません。それが普通です。しかし練習をするとだんだん集中できるようになって、思考の速度が遅くなり、気持よくただよいはじめます。

最初は、リラクセーション反応から生じるリラックス感が一時的なものでしかないかもしれません。リラクセーション反応の効果には、すぐにはっきりわかるものと、長い目で見ないとわからない微妙なものがあります。そのうちに友だちから、あまり短気ではなくなったと言われるかもしれません。二、三週間もすれば、体のストレスホルモンの反応性が落ちてくるでしょう。そうすると無意識の情動が活性化されることが少なくなり、リラクセーション反応の鎮静効果が「長持ち」して、一日中続くようになります。その結果、あなたはたぶん、次のようなことに気づきはじめるでしょう。

●緊張が起きたとき、それに気づきやすくなり、ストレス反応が減った。すみやかに、かつ自動的にリラクセーションを呼び起こして、緊張を打ち消すのが上手になった。
●不安、怒り、いらいら、ストレス関連の症状が減り、日中の気分が全般的に改善された。
●ストレスに対するコントロール感が強まり、それにともなって、自分の心や体や情動反応をコントロールできるという自信が強まった。

日中のリラクセーション反応の実践を定着させるために

リラクセーション反応の実践をきちんと続けると、睡眠や健康や日常生活への恩恵もそれだけ大きくなります。週に一、二回できない日があっても気にすることはありませんが、週に二、三回しか実践しないというのでは、心や体にかかる日々のストレスを解消するには不十分です。

リラクセーション反応の実践を習慣づけるのに一番むずかしいのは、そのための時間を見つけることです。〈考える心〉という暴君は、今日は忙しくてリラクセーションなどしている暇はないと言い、あなたをうしろめたい気持にさせよう、あるいは「非生産的」だと感じさせようとします。リラクセーション反応を、単に気分や健康を改善するものととらえずに、仕事の能率も向上させるものだと考えてください。あなたにとって必要なものの、する価値のあることなのです。それでもリラクセーションのための時間が取れないとしたら、おそらくあなたは、もっともリラクセーションを必要としている人です。

リラクセーション反応からたくさんの恩恵を得るためのガイドラインも、つけくわえておきます。

●一日のうちの一〇分か二〇分を、リラクセーション反応にあてましょう。それ以下の時間では、大部分の人はリラックスして心を静めることができません。経験を重ねるにつれて、よりすみやかに、より深いリラクセーション状態に到達できるようになります。

●リラクセーション反応は、騒音、電話、子ども、ペットなどにできるだけ邪魔されない静かな場所で、楽な姿勢をとって実践しましょう。ほとんどの人は自宅で実行していますが、図書館や、会議室、オフィスでもできます。いつも決まった場所ですると、その場所とリラクセーション反応が結びついて、習慣になりやすいでしょう。

●一日のうちでいつするのがベストか、いろいろ試してみて、一番いい時間をリラクセーション反応の時間に決めましょう。毎日同じ時間に実践すると、リラクセーション反応が日課の一部になります。一日の初めにするとてもいいという人もいますし、ストレス反応が蓄積してきた頃にすると効果があるという人もいます。午後に実践すると、午後のストレスを相殺するための生物学的な要求も満たせるかもしれません。

●付録Cに、リラクセーション反応の録音用の台本を追加しておきますので、好みのものを選んでください。私は患者さんにリラクセーション反応を教えはじめて二〇年以上になりますが、その経験から見て、録音を再生する方法は意識を集中しやすく、注意がほかにそれないので、練習に最適です。付録Cにある台本を録音するか、市販のリラクセーション用のテープ、CD類を使うといいでしょう。

ミニ ― いつでもどこでもリラクセーション反応を誘う

数秒しか時間がないときでも、リラクセーション反応を誘う方法があります。私たちが「ミニ」と呼んでいる方法ですが、信号待ちや渋滞のとき、議論をしているとき、列に並んでいるとき、スピーチをはじめる前、大勢の人で混みあっている部屋に入る前などにこれをすると、ストレスをかなり軽減できます。

ミニでは、体の筋肉（とくに首や肩や顔）をちょっとリラックスさせたあと、腹式呼吸と精神集中を実行します。これは座っていても立っていても、目を開いていても閉じていてもできます。

ちょっとやってみましょう。

まず目を閉じて自分の脚、腕、上体、顔を思い浮かべ、リラックスします。次は腹式呼吸に一、二分、集中します。息を吐くたびに何か言葉に意識を集中するといいでしょう。ほかの考えに気がそれたら、それを追わずに注意を呼吸と言葉に戻します。目を開けます。これでミニは終わりです。

ミニは、深いリラクセーションを生みだすという点では、リラクセーション反応ほどの効果はないかもしれませんが、利点が二つあります。第一に、いつでもどこでも、ストレスのかかる状況が発生したとき、それに対処するために実行できます。第二に、ミニはリラクセーション反応よりも頻繁に実行できるので、頻繁なストレス反応を押しとどめるには、リラクセーション反応を一日に一回実行するよりも効果的かもしれません。

ミニを実行するのは簡単です——実行することを思い出すほうがむずかしいでしょう。自分が緊張しているのに気づかなかったり、この方法があることを忘れていたりすることはよくあります。したがって、ときには思い出すための手がかりが必要になります。

腕時計のガラスに小さなカラーテープを貼ってみてください。そうすると腕時計を見るたびに、そのテープがミニを実行する合図になるでしょう。そのほか停止信号も合図として使えますし、待っているという状況（テレビのコマーシャルの時間、列に並んでいるとき、電話の受話器をもって待っているとき、待合室にいるときなど）も、待ち時間だなと思ったらそれが合図になります。電話にステッカーを貼ったり、冷蔵庫や洗面所の鏡にテープを貼ったりするのもいいと思います。こうしたものを使うと、緊張を感じたらいつでもミニを自動的に実行できるようになります。

ミニを実行すると、微妙なレベルの緊張を察知する能力が向上して、ストレスに満ちた思考から注意をそらし、いま現在に注意を集中しつづけることができます。それにリラクセーション反応の誘発も、より自動的なプロセスになります。定期的に実行しましょう。

太古の精神状態を復活させる

リラクセーション反応は、〈太古の心〉にアクセスするもっとも直接的なルートです。心を静めて明瞭にし、集中力を高めるので、実践力や問題解決の能力も向上するでしょう。静かな〈太古の心〉に入りこむと、すみきった静寂や平安を感じるでしょう。時を経るうちに、その平静な心が一日中続くようになり、ポジティヴな人生観の土台になります。内部のモノローグを断ち切ることによって、新たな自己感を見いだす場合もあります。よく使われている表現で言えば、つながりをもった、より強い、「高次の」自己感です。自分ばかりにとらわれることが少なくなって、自分とほかの人たちとのあいだに、類似性や根本的な統一感をもっとよく見いだせるようになるでしょう。そして最終的には、統合感、調和感、全体感が強まるでしょう。この自己に対する気づきの変化は、自己評価や、自己の容認、内的な強さ、健全な人生観を促進します。したがってリラクセーション反応は、単にリラクセーションを得るための方法ではなく、個人が変化、成長するためのツールなのです。

リラクセーション反応によって内部のモノローグが静まると、外界に対する気づきにも変化が生じて、通常は無意識に入ってくるものごとにも気づくようになる場合もあります。たとえば、人が話していることの深い意味がわかるようになったり、人の身体言語や非言語コミュニケーションに敏感になったりするかもしれません。このようにリラックスした状態にあると、いま現在に完全に集中できるようになり、過去や未来のことを思い悩むより、やすらかな心でいられます。そして現実の世界をもっとじかに、鮮やかに経験できます。日々のひととき、ひとときが、直接的な喜びや生気や意味を帯びるのです。

どうかご自分でリラクセーション反応を試し、確かめてください。これは休息とリラックス、そして〈太古の心〉の叡智に浸り、耳を傾けるために不可欠な処方箋なのです。

第10章　イメージの力をフルに使う

私はハーヴァード医科大学で博士研究員をしていたときに、ネパールとブータンのあいだにあるシッキムというインドの小さな州に向かう調査研究チームに加わった経験があります。チームがシッキムに出向いたのは、記録映像で見た、身体機能を超人的にコントロールしている僧たちを、実地に調べるためでした。僧たちは気温四度のある日に、下帯一つになって、氷水に浸した布をそれぞれ体にまきつけました。そして瞑想の力だけで、ほかには何も使わずに、体温を上昇させると、布が蒸気をあげて乾くのです。

私たちはボストンからもちこんだ器材を使って、彼らが「トゥモ・ヨーガ」、すなわち「激しい女のヨガ」と呼んでいる、このタイプの瞑想をしている最中に、脳波の波形が変わるか、酸素消費量が有意に下がるかを調べました[1]。この瞑想に入るとき、彼らはまずリラクセーション反応を誘いだし、プラーナ（風ないしは空気）と呼ばれるものが、体の中心を通る経路に入るのを視覚的にイメージします。そしてこの風に対峙してそれを静めるために、穢れや不適切な考えを焼きつくす「内部の熱」を燃えあがらせます。

私たちは地球の反対側で、これと同じような視覚化のテクニックを用いて、患者が病気や不調に対処するのを助けています。

先日、ある女性（仮にマリリンと呼びます）が、レイノー病の治療をするために私たちのところに来ました。この病気は、血管が収縮するために、とくに冬場は手が冷たくなってつらいという特徴的な症状があります。私はマリリンに、バイオフィードバック療法を実施しました。体温フィードバックの機器で手の体温を測ると、結果がコンピュータ画面上に棒グラフで表示されます。手が冷たいときはグラフの棒が短くなり、あたたかいときは長く伸びるというしかけです。

マリリンは一連のセッションで、あたたかいイメージを心に思い浮かべると手があたたかくなることを学びました。しかし、あまり一所懸命になりすぎると手の温度は下がってしまいます。マリリンは、適切なバランスを身につけ、わずか一〇分くらいで手の皮膚温を二一度から三五度まで上げられるようになりました。そしてさらに練習を重ねると、バイオフィードバックの機器を使わなくても手をあたためられるようになり、視覚的なイメージを思い浮かべるだけで、レイノー病の発作的な血管収縮をくいとめられるようになりました。

〈太古の心〉がイメージで私たちに語りかけるのと同じように、私たちもイメージを使って〈太古の心〉に語りかけることを学習できます。この方法で、リラクセーション反応を呼び起こせるだけでなく、無意識のプロセスに直接つながる経路を開き、情動や心身の相互作用に大きなコントロール力を行使することができるのです。

言語は〈考える心〉の声、イメージは〈太古の心〉の声

視覚的イメージは言語に依存しないシンボリックな精神機能です。私たちは、目標、活動、欲求、希望など、あらゆるものを心に描きます。夢を見ているときも、何かを空想するときや、思い出すとき、計画するときも、イメージを使います。イメージはある種の情報を蓄えたり、表現したりするための手段であり、ものごとを心のなかでリハーサルするための手段でもあります。

イメージは〈太古の心〉に特有というわけではありません。〈考える心〉も、過去の出来事を記憶したり、未来の出来事を見通したり、あるいは問題解決や新しいスキルの学習をするときに、イメージを使います。科学者が分子の構造を視覚化するときも、テニスの選手がサーブを心のなかでリハーサルするときも、あるいはあなたがパーティに何を着ていこうかと考えるときにも、視覚イメージが使われます。技術の進歩も、望ましい結果を視覚化して想像する能力につねに依拠してきました。しかし〈考える心〉の主要言語はあ

くまでも言葉であり、一方の〈太古の心〉は、言語が進化するずっと以前から視覚イメージを使っていました。

〈太古の心〉は言語以前のイメージを使って情動や感性や直観を伝達します。第2章でとりあげたように、扁桃体は、視床から伝達されるそのようなシンボリックな情報に反応します。シンボリックな言語以前のデータが、遺伝的記憶として〈太古の心〉に蓄えられていると考えている人たちもいます。

ハーヴァード大学の進化生物学者、E・O・ウィルソンは、著書『遺伝子、心、文化(*Genes, Mind and Culture*)』のなかで、一定のパターンや色に対する好みは遺伝的に継承されてきたと論じています。彼は、文化において遺伝子に相当する、このような小さな単位を「ミーム」と呼んでいます。ミームとは、進化の過程を通して人類に共通し、種によって独特の鳥の歌が伝えられるのと同じように、いわば一つの「種の知識」として世代から世代へと伝えられる基本的なシンボルやイメージです。より広くとらえれば、言語以前のイメージは、先に触れたユングの原型、神話、霊的なヴィジョン、普遍的、永続的に見える人間のリアリティなどの基盤でもあります。

私たち人間は、情動生活にイメージを使うための複雑な能力を進化させてきました。イメージが思考や情動や身体にどのように影響をおよぼしているか、だれでもある程度は気づいています。イメージがもつ強い影響力を実際に見てみましょう。

目を閉じて、鮮やかな黄色のレモンをもっているところを思い浮かべます。手のなかにあるレモンの質感を感じましょう。ナイフで切っているところを思い浮かべ、その色と香りを想像してください。今度はレモンをかじり、果肉を味わいます。レモンの果汁はとてもすっぱくて、唾液がでてきました。

心に思い浮かべるイメージは、さらに強い身体的反応も引き起こします。エロティックなイメージは性的興奮を起こします。未来の出来事を想像して、わくわくしたり不安になったりすることもあります。過去の出来事を思い出して、楽しい気持になったり、恥ずかしくなったりすることもありますし、トラウマになっている出来事であれば、恐怖や苦痛を引き起こしたりします。

視覚イメージは天与の才ですが、そのフルパワーは、〈考える心〉の言語的プロセスを重視しすぎるあまり、しばしば人生の初期に失われます。言葉が、世界を知って理解する主要な方法になったため、イメージは無意識に置き去りにされたのです。〈考える心〉が私たちに強要する過剰な刺激――〈考える心〉がつくりだした現代の世界と、内部のおしゃべりの両方からくる過剰な刺激も、意識的にイメージを抱くことをむずかしくしています。

視覚化は、古代人が使ったもっとも古いヒーリングの方法だったのかもしれません。伝統的な文化では、人やコミュニティにふりかかった病気や災難を解決する特別なスキルをもっていると信じられているシャーマンや霊的指導者が、病気や問題について独特の知識を得るために、トランス状態に入るテクニックを使います。このたぐいの治療的トランスは、超常的な問題解決能力をともなう非合理的、直観的な状態で、意のままに出入りができます。すでにとりあげた夢想状態や、そのほかのタイプの深いリラクセーションと同様に、この状態も「夢のよう」で、覚醒状態と睡眠とのあいだにあり、鮮やかなイメージに満ちています。シャーマンはこの「旅」を使って変性意識状態に入り、病気の原因診断と治療法の視覚化を助ける無意識のイメージやシンボルを受け取り、それを解釈します。

リラクセーション反応を誘いだすために反復性の心的刺激が使われるのと同じように、シャーマンも、儀式的なチャンティング（詠唱）や太鼓の音を利用して、変性状態に入ります。変性状態に入ったシャーマンは、時間や空間の知覚が変化します。日常の自分が消えて、「高次の」意識状態に到達するのですが、それは至高体験や神秘体験、そしてすでにとりあげたそのほかのあらゆる古代の精神状態に似ています。

心・体・イメージの結びつき

イメージで心拍数や呼吸数が変わることは、すでに一九三〇年代に研究で実証されています[2]。また、いまから五〇年以上も前に、「漸進的弛緩法」というリラクセーション法の開発者であるエドマンド・ジェイコブソン博士が、行動を思い浮かべるだけで筋肉に適切な反応が起きることを確認しています[3]。このほかにも、恐ろしい話の原稿を被験者に読ませただけでは生理的な影響は出ないが、同じ被験者にその恐ろしい内容を視覚化してもらうと心拍数や発汗が有意に増加するという結果が、イメージの研究で示されています[4]。

イェール大学のゲイリー・シュウォーツ博士たちは、愉快なイメージを呈示すると、ほほ笑みに関与する頬の筋肉が反応し、不愉快なイメージを呈示すると、しかめ面に関与する筋肉が反応を起こすことを見いだしました[5]。

クモ恐怖症の人にクモを想像してもらうと、心拍数や発汗が劇的に増加するという研究結果もあります[6]。これは心的外傷後ストレス障害（ＰＴＳＤ）として知られている反応に似ています。トラウマになっている出来事の悪夢やフラッシュバックによって、それに関連する身体的作用を再体験する反応です。ＰＴＳＤの患者が心を乱すイメージを見ると、それに反応して、情動に関係する活動が哺乳類脳に起こることが、脳画像研究によってあきらかにされていますが、そこから、イメージにもとづいた治療が症状の制御に役立つ理由がわかります[7]。

イメージが情動や生理に影響をおよぼすことが一番よくわかるのは、系統的脱感作《だつかんさ》と呼ばれる、恐怖を克服するための方法に、イメージが利用される場合です。系統的脱感作法はジョゼフ・ウォルピ博士が開発した方法で、その有効性は何百という調査研究で実証されていますが[8]、二つの考えにもとづいています。一つは、不安や恐怖症には生理的な緊張と恐ろしいイメージがともなっているという考え、もう一つは、精神的、身体的にリラックスしながら恐怖を感じるのは不可能だという考えです。

たとえばヘビに対する恐怖症を緩和する場合には、ヘビを見る、ヘビに近づく、ヘビをつかむなど、不安の程度が低いものから高いものまで、イメージの階層をつくります。その恐ろしいイメージを段階的にリラクセーション反応と組み合わせることによって、患者は、恐ろしいイメージを不安と結びつけることなく視覚化できるようになります。イメージと不安との結びつきを「脱学習」し、情動と生理的なリラクセーションをそのイメージと結びつけることを学習するわけです。

ポールという名の患者は、針に対して恐怖心があり、針のことを考えるだけで汗が出る、予防注射を受けに行けば、待合室で順番を待っているあいだに気を失ってしまうというありさまでした。私たちはポールにリラクセーション反応を教え、それからイメージとリラクセーション反応を結びつける指導をしました。病院に行っているところ、待合室で待っているところ、診察室に呼ばれたところ、注射針を見たところと、イメージを段階的にリラクセーション反応と結びつけていくのです。

ポールは数週間で、予防注射を受けている場面を、不安を感じないで視覚化できるようになりました。そのあとで、実際に病院に行ったときにミニ・リラクセーションやポジティヴなイメージを使って、自分を落ち着かせる方法も習得しました。彼はこのような準備のおかげで、ひさかたぶりに、気を失わずに注射を受けることができるようになりました。

カリフォルニア大学サンフランシスコ校の研究者たちは、喘息患者の呼吸障害を緩和するためにリラクセーションと視覚化のテクニックを教えています。一つのグループには、気管支が妨げられることなく楽に呼吸をしているイメージを思い浮かべる指導を、もう一つのグループには、喘息発作の引き金を引く細胞が静かに安定していくイメージを思い浮かべる指導をしたところ、両グループとも症状の改善が見られました[9]。

骨髄移植にともなう痛みに対処するため、患者にリラクセーション・イメージの実践を指導した結果、標準的な処置を受けた患者に比べて痛みが軽減したという報告もあります[10]。また、イメージが免疫機能に影響をおよぼす可能性を示した所見もあります。この研究では、癌が広がっている患者にリラクセーション法を教え、誘導イメージ療法を実行してもらいながら、月に一回の血液検査を一年間実施しました。その結果、ナチュラルキラー細胞の活動性が増加して、免疫機能が高まっていることがわかったのです[11]。

科学者のあいだでは、イメージと情動反応のあいだに根本的な結びつきがあることがよく知られているので、被験者に心地よい出来事や不快な出来事を視覚化してもらい、情動に対応する神経基盤を調べる研究が、日常的におこなわれています。そのような研究では、情動をともなう視覚イメージを心に思い浮かべるだけで、脳にエネルギー消費が起こり、爬虫類脳、哺乳類脳、大脳皮質に測定可能な直接的変化が生じるという事実が、一貫してあきらかにされています[12]。また、ハーヴァード大学の認知心理学者のスティーヴン・コスリンは、ある対象物を視覚化すると、実際にそれを見ているときと同じ脳領域が活性化されることを示しました[13]。

イメージは、脳の活動性、心拍、血圧、呼吸パターン、酸素消費量、二酸化炭素排出量、皮膚の発汗、血流量、消化管の活動性、性的興奮、免疫系の機能などに影響をおよぼすことがわかっています。またイメージは、思考にも影響をおよぼします。イメージは意識と無意識の対話、心と体の対話を成立させる手段になりますが、上手に使えるようになるには、いささかの練習が必要です。

イメージを利用して〈太古の心〉と語りあう

誘導イメージ法はリラクセーション反応を誘いだすためのすぐれた方法の一つです。この方法では、精神を集中するための手段として、特定のイメージを意図的に心に浮かべ、〈考える心〉のモノローグに注意が向かないようにします。人によって、視覚化が得意ではっきりと正確なイメージを簡単に思い浮かべられる人もいますが、不正確なイメージしか思い浮かべられない人もいますし、「感じる」ことしかできない人もいます。誘導イメージ法を実行したときに、どんなふうであっても、それがあなたに適した方法です。視覚化には、これが正しい方法だとか、まちがった方法だとか、そういうものはありません。

次の台本は、牧歌的な自然環境の視覚化と、リラクセーション反応を誘いだす呼吸法や筋肉の弛緩法を組み合わせたものです。これも録音して使うと、非常に効果があると思います。

目を閉じて足の指と足に意識を集中しましょう。リラクセーションの波が足を通っているのをイメージしてください。

リラクセーションの流れがふくらはぎを通って腿まで広がり、おなか、胸、背中と広がってきました。緊張が消えていくのを感じてください。リラクセーションの流れが、手から腕、そして肩へと広がってきました。その流れが首からあご、頬、目、そして額に向かいます。全身から緊張が消えていきます。

今度は呼吸に意識を集中しましょう。呼吸がだんだん規則正しくなり、腹式呼吸になっていくのを感じてください。息を吸うとおなかがふくらみ、息を吐くとおなかがへこむのが感じられます。吸うとふくらみ、吐くとへこみます。しばらく腹式呼吸に注意を集中しましょう。

心がほかの考えにそれていったら、その考えを追わずに、注意を呼吸に戻しましょう。何か言葉を決めて、息を吐くたびに、心のなかで「一つ」「リラックス」などの言葉を言うと、意識を集中しやすくなるでしょう。しばらくのあいだ、腹式呼吸とあなたが選んだ言葉に集中しましょう。

あなたは、深くリラックスしています。静かな自然のなかにいるところをイメージしましょう。行ったことのある場所でも、行ってみたい場所でもかまいません。緑地でも、浜辺でも、山でも、実在の場所でも、想像した場所でもかまいません。心地よさとやすらかさが感じられるところなら、どこでもいいのです。しばらくあたりを見まわして、その美しさを味わいましょう。空でも木でも、動物でも花でも。何か聞こえますか？　水の音や、風の音や、鳥の声が。花や草のような匂いがしますか？　耳を澄ましてみましょう。そして、肌にそそぐ太陽のあたたかさを感じましょう。心がやすらぐその場所で、しばらくくつろぎましょう。安全で心地よいその場所で。

今度は、うららかなその場所に腰をおろしてみましょう。横になってもいいですよ。あなたはさらに深くリラックスします。穏やかに落ち着いた気分です。安心できる、すばらしいこの隠れがを、おおいに楽しみましょう。リラックスしたいときは、いつでもここに戻ってきてください。

もう一度あたりを見渡してから、ゆっくり深呼吸をして、静かに目を開けます。

どうでしたか？　リラックスしている場面を思い浮かべられましたか？　心がほかの考えにそれてしまいませんでしたか？　心と体のリラクセーションを感じられましたか？　いろいろなイメージを試して練習すれば、誘導イメージ法でいつでもリラックスできるようになれます。特定の自然環境をリラクセーション反応の場所として決めてもいいですし、いろいろな場所を試してみてもいいと思います。

誘導イメージ法は、ミニをするときにも、日中に緊張を感じたときにも使えます。私の患者の多くは、誘導イメージ法を実践すると、日々の緊張から解放されて心地のいい休息がとれるだけでなく、ストレスに対するコントロール感も大きくなると言いますが、ストレスに対するコントロール感が大きくなるのは、それ自体が、ストレス緩和の強力な因子になります。またこのような休息には、緊張やリラクセーションに対する気づきを高める効果や、心のおしゃべりを止める効果もあります。

誘導イメージ法は、不安の原因になるような状況に対処するためにも、効果的な方法です。誘導イメージ法をこの目的で用いる場合は、系統的脱感作と似た方法をとり、恐怖を生じさせるイメージとリラクセーションを組み合わせて、そのイメージにともなう不安を緩和します。たとえばあなたが、人前で話をするために、あるいは就職の面接を受けるために、その準備をしているとします。予定の数週間あるいは数日前から、ストレスに満ちたネガティヴなイメージが頭に浮かんで不安がつのり、実際には起こらないかもしれないことをくよくよ心配したり、ストレス反応が起きたりするかもしれません。

あなたを不安にさせている出来事について考えてみましょう。目を閉じて、自分がその出来事についてどんなイメージをもっているかチェックしてください。悪い結果になると想像していますか？　そのイメージには恐怖の要素がありますか？　そのようなイメージを自覚して、それを意識的にポジティヴなイメージに変えると、不安が解消できます。その出来事をもっとも好ましいかたちにして、心のなかでリハーサルするだけでいいのです。たくさんのスポーツ選手が、競技の前の準備としてこれを実行しています。自分が棒高跳びのバーを飛び越えているところや、自分がボールを蹴りあげてゴールに飛び込ませるところ、あるいはそのほかなんでも、自分が一番達成したいと思っていることを視覚化します。そのようなイメージは、セルフコントロール感や統御力を高めます。

不安を生む出来事を予定しているときは、リラクセーション反応を実践するときに誘導イメージ法もやってみるといいでしょう。リラクセーション反応のセッションが終わって目を開ける前に、その出来事を思い浮かべて、自分がそれをどんなふうにイメージしているかを明確に自覚するようにします。そして、そのイメージを意識的に変えて、もっとポジティヴな結末をもたせ、そのイメージを心にとどめます。

たとえばスピーチをする予定があって、それに不安をもっているとしたら、リラクセーション反応の最後に、そのスピーチについて自分がもっているイメージをチェックし、そのイメージを変更してポジティヴな結末をもたせます。自分がリラックスした自信のある態度で演壇に向かい、ゆっくりと歯切れのよい口調でスピーチしている姿や、聴衆が興味深そうに話を聞き、最後に熱のこもった拍手をするシーンを思い浮かべましょう。この方法は、就職の面接を受けるときや、上司と話し合いの決着をつけるとき、そのほか気がかりを感じるどんな状況にも使えます。自信に満ちたポジティヴなイメージは、取り越し苦労を軽減し、目前の出来事に効果的に対処し、それを楽観的にとらえるための強力なツールになります。

最後にとりあげるタイプの視覚イメージは、自発的イメージ法と呼ばれているもので、リラクセーション反応中の自由なイメージの流れを意識する方法です。誘導イメージ法は、心に思い浮かべるイメージを意識的につくりだし、〈太古の心〉に「語りかける」という方法ですが、自発的イメージ法では、受容的になって〈太古の心〉に「耳を傾ける」必要があります。

リラクセーション反応を誘いだすと、夢想状態（シータ波）になったり、それよりも少し覚醒したリラックス状態（アルファ波）になったり、二つのあいだをさまようように行き来することがよくあります。夢想状態から出たときに、心に浮かんだイメージに注意を払ってください。このような入眠時心象は、「つかまえる」のがむずかしいかもしれませんが、新しいアイディアや問題解決法が視覚化されたり、情動や感情が直観的に洞察できたりすることがあります。自発的イメージ法は、多くの人がとらえている、祈りという行為のありかたと同じく、高次の力に語りかけるというよりも、むしろその力に耳を傾ける行為なのです。

また、リラクセーション反応を終えて目を開ける前も、自発的イメージを観察するのに適しています。覚醒したリラックス状態（アルファ波）にある場合が多く、イメージが自由に心に流れこんでくる可能性が高いからです。そうしたイメージも、無意識の情動的情報や価値ある洞察をあらわしているかもしれませんから、気をつけてみましょう。

自分の心がどんなふうにイメージを使っているかを意識するようになると、〈太古の心〉の言葉にだんだんなれてきます。そして、ほとんどの思考に――目を開けて、外界に注意を向けているときでさえ――イメージがともなっていることに気づくでしょう。

自分が抱くイメージの内容についての自覚を高める、こうしたテクニックを使うと、自分の行動や、情動や思考、身体の生理を修正することができます。イメージは、忘れさられた〈太古の心〉の言葉として、私たちのもっとも深いところに触れます。イメージは、自分の内的世界との新たな接点を獲得し、内的世界を見通して、より深く根本的な経験を自分のものにすることを可能にする、未開拓の資源なのです。

第11章 〈太古の心〉の一日所要量

古代の生活には、三つの天然の「栄養素」が不可欠ですが、それらは、現代の世界では周辺化されてきています——音楽、光、運動です。今日でも、この三つが心地よく大切なものであることは、おそらくどなたも同意されるでしょう。しかし私がここで強調したいのは、この三つが私たちの健康にとって、必須ビタミンと同様に不可欠だという点です。口先だけで大切だと言って、それですますわけにはいきません。心身の健康と幸福のための、〈太古の心〉の処方箋の一部として、私たちの生活のなかに積極的に取り戻す必要があるのです。

一つずつ順番に見ていきましょう。

音楽──最初の言語

私たち人間は、言語を処理する能力を生まれつきもっているのと同じように、音楽を理解する能力も生まれもっています。私たちの脳は無意識的に、音響エネルギーのパターンをメロディ、ハーモニー、リズムという音楽の基本的な構成要素に置きかえます。音楽は話し言葉と同様に、要素を無限に組み合わせるための一連のルールをともなった、音にもとづくコミュニケーションの様式です。

赤ちゃんは生後四カ月で音楽に対する好みを示しますが、これは私たちが、リズムに反応する用意が整った状態でこの世に生まれてくるということを示しています[1]。ハーヴァード大学の心理学者で、『心の枠組み ― 多重知能理論（*Frames of Mind: The Theory of Multiple Intelligences*）』という本の著者でもあるハワード・ガードナーは、音楽的創造性は言語知能や数学的知能と同様に重要な基本的知能の一つであると主張しています[2]。

脳のなかに音楽の「中枢」があるわけではありませんが、音楽の知覚には大脳皮質や哺乳類脳、それにもっとも古い爬虫類脳のさまざまな領域がかかわっています。そのなかでも、音楽が情動反応を喚起する大きな力は、とくに哺乳類脳に対する作用によっています[3]。

音楽が私たちのなかにどれほど深く太い根をおろしているかを理解するために、音楽は、現生人類が出現する何百万年も前から存在し、人類がそのなかで進化した自然環境の一つだったということを考えてみましょう。クジラや鳥は、人間の歌とそっくりの歌をつくりだします。人間の作曲家が従っているルールと大差のないルールに従って構成されたリズミカルな発声です。クジラは七オクターブの声域をもち、私たちが使っている音階に比肩するような音程を使っています。クジラは海洋性の哺乳類ですが、クジラがつくる歌の長さは、一曲のバラッドや交響曲の楽章と同じくらいなので、注意のスパンが人間と同じくらいなのかもしれません。クジラの歌にはリフレインまであります。このことは、人間の語り手が複雑な題材を覚えておくために使う手段と同じような手段を、クジラも使っていることを示唆しています。クジラは生息する海によって歌が違うので、研究者は、記録されている歌と比較することによって、ある歌が何年にどの海でできたものであるかを判定できるそうです[4]。

鳥の歌も、驚くほど人間の音楽と似ていて、同じようなリズムの変化や音の組み合わせが使われています。また鳥は、人間と同様に音楽のパターンを認識して記憶し、歌を世代から世代に伝え、歌を共有します。なかには楽器を演奏する鳥さえいます。北オーストラリアのヤシオウムは、小枝を折ってばちのような形にします。そして、中空になっている丸太を選び、求愛の儀式の一部として、足にもったばちで丸太をたたきます[5]。

モーツァルトの音楽友だちのなかに一羽のムクドリがいました。ムクドリは歌をまねたりつくったりする鳥として知られています。そのムクドリは、モーツァルトがピアノ協奏曲ト長調を作曲しているあいだに、その一部を憶えてしまいました。モーツァルトはこのムクドリによる、この曲の最終楽章の演奏解釈を書きとめています。それによるとムクドリが歌ったその楽章は、モーツァルトが作曲したものとほとんど同じで、しかもすばらしい即興が加えられていたそうです[6]。

音楽は私たちの生物学的な性質の一部であり、私たちを人間にしているものの一部として、また私たちをほかの動物と結びつけているものの一部として、遺伝子にコード化されているのです。音楽はもっとも古く普遍的な人間の経験の一つとして、人類の全歴史を通して用いられ、私たちの情動や生理や意識状態に影響をおよぼしてきました。音楽は、気持が落ちこんでいるときに元気づけてくれ、不安なときにはそれを鎮めてくれます。ロマンティックな感情や霊的な感覚を呼び起こし、涙を喜びに変えます。

音楽はコミュニティを一つにまとめ、収穫や誕生や結婚の祝いに、しかるべき役目を果たしてきました。癒しや、霊的世界への呼びかけや、死者の追悼にも使われてきました。シュメールやバビロニアなどの古代文化では、音楽は生命と創造性の象徴と考えられていましたし、古代の哲学者のなかには、音楽を宇宙創造の始原とみなす考えがありました。プラトンは対話篇『ティマイオス』のなかで、創造者が音楽的特性にしたがって世界を創り、「天球の音楽」を始動させたと述べています。また、古い時代には「音楽が聞こえない男」というのが、もっとも侮蔑的な人物評価でした。

近年の科学的証拠は、人間が言葉を話しはじめる前から楽器を演奏していた可能性を示唆しています。クロマニヨン人やネアンデルタール人は五万三〇〇〇年前に、動物の骨で笛をつくっていましたが、そうした楽器は、槍先や彫刻の道具を含む当時のほかのどんな技術より、はるかに進んでいました。太古の人間は、あきらかに音楽を生活の中心的な一部ととらえ、時間と精力をふりむけるだけの価値のあるものとみなしていたのです。科学者のなかには、言語が発達するかなり前に、音楽のパターンを記憶し認識する能力が基盤となって、鳥の歌のように、音楽が世代から世代へと伝承されていたのではないかと推測している人たちもいます[7]。

遠い祖先たちが、明るく輝く満天の星のもと、火のそばに座り、鳥の歌声を模した笛の旋律に耳を傾けているところを想像してみてください。それは、音楽が古代の人びとをたがいに結びつけ、人間の心のなかをかけめぐるリズムとあらゆる自然の律動を統合していた時代でした。本物のバランス、内部と外部の調和がある時代だったのです。私たちはそれを取り戻すべきではないでしょうか。

悪い気分の解消や、活力の向上や、緊張の緩和に、音楽がきわめて効果的であることは科学的にあきらかにされています[8]。手術室に音楽を流すと、執刀する医師も患者もリラックスできて、術後の合併症が少なくなります。また、痛み止めの量も少なくてすみ、回復も早められます[9]。出産や歯科治療でも、音楽は痛みや不安をやわらげます[10]。心がなごむ音楽を手術室に流したら、鎮静剤の量が半分ですんだという研究報告もあります[11]。ある研究者の算定によると、音楽には、バリウムという精神安定剤二・五ミリグラムの静脈注射と同等の鎮静効果があるそうです[12]。また、老人病の施設で就寝前に音楽を流したところ、睡眠剤の必要量が三分の一に減ったという研究報告もあります[13]。

『サイエンス』誌に掲載されたある総説は、音楽は試験の成績、血圧、痛みの知覚、心拍数に効果があると結論づけています[14]。スタンフォード大学のエイヴラム・ゴールドスタイン博士が実施した研究では、被験者のおよそ半数が、音楽に対する反応として、多幸感と「興奮」を感じました。被験者によれば、その「興奮」は、寒気、身震い、ぞくぞく感のようなもので、気分や情動の急激な変化をともなっていました。なかにはそれを「畏怖」と表現した人たちもいました。またゴールドスタインはこれとは別に、二五〇〇人を対象にした実験で、音楽が、映画のシーン、性的行為、美しい芸術作品などを含むどんな呈示刺激よりも、そのような「興奮」を生じやすいこともあきらかにしています[15]。以上のデータはすべて、音楽は〈太古の心〉の進化の来歴の深いところにその神経基盤をもち、情動的な健康に不可欠であるという、私たちの考えを支持しています。

音楽が治療効果を発揮する道筋はいくつかあると思われます。一片の音楽をきっかけとして、情動的に意味のある出来事（結婚式、葬儀など）にまつわる感情や記憶、あるいは（それが「私たちの歌」であれば）ロマンスにまつわる感情や記憶がよみがえってくるのは、多くの人が経験するところです。認知的に見ると、多くの音楽は、私たちの注意をそちらに引きつけ、思考を心配や気がかりから引き離すことによって、リラクセーション反応を呼びさまします。生理的にとらえると、音楽は、感覚受容器や、網様体や、視床にたえず入力される反復性の心的刺激として働き、哺乳類脳レベルや皮質レベルでリラクセーションを誘います。つまり音楽は、脳を静めることによって、筋肉のリラクセーションと生理的なリラクセーションを生みだします。

もちろん音楽の情動的、生理的な効果は、聴く音楽の種類にも左右されます。人は一般に、ピッチの高い曲や長調を愉快な音楽、ピッチの低い曲や短調を悲しい音楽ととらえます。テンポが速くて音の大きい音楽が心拍数や血圧や覚醒レベルを上げるのに対し、ゆっくりとした静かな音楽は、穏やかな感覚や身体の深いリラクセーションを誘います。音楽は興奮から落ち着きまで、広い範囲のポジティヴな情動を誘発します。心を落ち着かせる音楽には、リラクセーション反応を誘う働きがあり、痛みや筋緊張などストレス関連の症状を緩和する効果が期待できますが、ポジティヴな情動を誘いだす音楽ならどんなものでも、不健康なネガティヴ情動の作用を打ち消して、情動の健全さを促進します。

私は、リラクセーション反応が脳波におよぼす影響を調べた研究で、比較条件の一つに音楽を用いたことがあります。音楽によって生じた脳波の活動性の変化は、リラクセーション反応による変化ほど大きくはありませんでしたが、生じた変化の種類は同じでした

――シータ波の増加です[16]。先にお話ししたように、シータ波は、深いリラクセーション、入眠状態、一次過程状態、覚醒から睡眠への移行（第一段階の睡眠）と関連していますが、これらはすべて脳のなかでエネルギーが節約されている状態です。どうやら音楽は、リラクセーション反応を引きだすことによって落ち着いた精神状態をつくりだしているようです（興味深いことに、シータ波の増加から判断すると、筋肉の弛緩、呼吸法、精神集中といった従来的なリラクセーション反応のテクニックよりも、音楽を使ったほうが落ち着いた状態になる人もいるようです）。

日常生活に見るメロディの魔法

ラジオ、コマーシャル、テレビ番組のバックに流れるテーマ曲、店内放送など、私たちは日々どこかで音楽を耳にしています。気分を調整するために聴く音楽を自分で意識的に選ぶ場合もありますが、だれかが選んだ音楽は、自分の行動や心身の状態にかならずしもポジティヴな効果をあたえるとはかぎりません。好きなタイプの音楽ではないときはとくにそうです。

毎日、好きな音楽を聴く機会をもっている人は、すでにその有益な影響を受けています。しかし、そこからさらに段階を進めて、〈太古の心〉と結びつくのを助ける音楽を意識的、意図的に選択するという方法もとれます。

筋肉の弛緩や、呼吸法、集中のための言葉の反復を実践するときに、音楽をかけてみてください。市販のリラクセーション用のテープ、CD類には、この目的のために選んだ音楽が使われているものがたくさんあります。音楽を使うと、ほかの集中方法と同じくらい、あるいはそれ以上にリラクセーション反応をうまく誘えるという人もいるでしょうし、音楽と集中のための言葉を交互に使うと、変化がついていいという人もいると思います。

寝る前は、〈太古の心〉に音楽という栄養をあたえるのに、もっとも適した時間の一つです。私たちの脳は寝る前に、〈考える心〉のスイッチを切って、覚醒を徐々に睡眠に置きかえていくための時間を必要とします。音楽を聴くと、その日の緊張がゆるめられるだけでなく、寝つきがよくなったり、眠りが深くなったりします。

もちろん、直観的に音楽を利用している人はたくさんいます。私がここで、音楽は情動の世界へつながる道だと注意をうながしているのは、その実践を応援し、音楽の恩恵はけっしてささいなものではありませんと保証したいからです。音楽には大きな治療効果がありますので、ぜひ日常に習慣としてとりいれて、その恩恵を最大に享受してほしいと思います。

光あれ

〈太古の心〉にとって自然光は通常環境です。私たち人間は、日中の太陽光と夜間の暗闇というサイクルのもとで、狩猟採集生活者として進化しました。私たちは自然光に支えられ、活気づけられるので、晴天の日には、どんよりと曇った日より気分が上向きになる傾向があります。真冬にときどき、陽光に恵まれたところに出かけたい衝動にかられるのも、同じ理由からです。

しかし現代的なテクノロジーの出現とともに、日中に室内で仕事や生活をするようになって、自然光を浴びる機会が減りました。研究によると、現代人は住んでいる場所にかかわらず、太陽光に触れる時間が一日に平均で一時間しかないそうです。同時に、ほとんどの都市環境では「光害」が一般的になっており、多くの人たちは、もはや真の暗闇を体験する機会を失っています。私たちは室内照明や、都会の灯りに照らされた明るい空のもとで夜を過ごしています。私たちの祖先がいつも見ていた、輝く天の川やきらめく星々をあなたが最後に目にしたのは、いつだったでしょう?

明るい室内の照度はおよそ五〇〇ルクスですが(一ルクスはろうそく一本分の明るさに相当します)、戸外の照度は日の出時で一万ルクス、夏の正午は一〇万ルクスです。〈太古の心〉の脳構造にとって、室内で日中を過ごすのは、暗がりで日中を過ごすことに相当します。晩秋や冬には日が短くなり、戸外の活動も少なくなるので、問題がさらに大きくなります。私たちの遠い祖先はアフリカのサバンナで進化しましたが、私たちの多くが暮らす北半球では、冬に日照がかなり少なくなります。

光が気分におよぼす影響を最初に調べた科学研究は、抑うつに関係するものでした。一九八〇年代初期に米国立精神衛生研究所の研究者たちが、毎年秋と冬に抑うつ状態になる(「季節性うつ病」の)患者に、毎日明るい光を浴びる処置をほどこすと、症状が改善することを見いだしたのです[17]。この症例研究がきっかけになって、冬季の抑うつと睡眠障害を特徴とする「季節性感情障害(SAD)」という病気の存在が認められました。また、この研究は、光療法の有効性が徹底的に調べられるきっかけにもなり、現在ではSADに光療法が有効であるというコンセンサスができています[18]。

一般の人たちを対象にした研究で、日が短くて薄暗い冬には、抑うつのない人でも気分や気力が最低になることが示されています[19]。北方地域の住民は、一年のうちのほぼ六カ月間を冬季の日照条件のもとで過ごすため、SADの症状が多いのではないかと思われます。ニューヨークの住民を対象にしたある調査研究では、睡眠時間、社会的活動、気分、体重、食欲の季節的変動の程度や、もっとも調子がよい時期と悪い時期、人づきあいをよくする時期とあまりしない時期などであらわされる気力の季節的変動の程度を調べました。また、どの季節変動が生活上の個人的な問題になっているかも、回答してもらいました。すると回答者の半数が、晩秋から冬に気力が落ちると答え、四分の一が、晩秋から冬にかけての気分の落ち込みが個人的な問題になっていると答えました[20]。

一部の科学者は、太陽光を浴びる機会のなさが人間全体に影響をおよぼし、おそらくはセロトニンなど神経伝達物質のバランスの乱れを通して、全体的な気分障害の増加を招いているのではないかと考えています。彼らはまた、少なくとも冬季に補足的な光を浴びることが広く普及すれば、幅広い恩恵が得られるのではないかと考えています[21]。

このように、光は気分や睡眠に治療的効果がありますが、光がその効果を発揮するメカニズムについては、驚くほどわずかしかわかっていません。光に抗うつ的な効果や気分を高める効果があるのは、一つには、視床下部にある視交叉上核と呼ばれる領域に作用するためだろうと考えられています。この核には、光の季節変動に同調して、「季節時計」として働くペースメーカーがあります[22]。哺乳類にとって光と暗闇の変化は、授乳をはじめ、食べる、眠る、体重を増やすといった行動のための化学信号として、重要な役割を果たします。人間を含む多くの動物では、このペースメーカーが、日照時間の季節変動を検知して、脳のなかでそれに応じた変化を生みだしています[23]。

光は気分に影響をおよぼすほかに、活力の回復と神経機能の最適化のために重要な、睡眠にも影響をおよぼします。昼と夜の周期は、メラトニンという、脳内ホルモンの分泌量に影響をあたえます。太陽の光が眼に入ると、メラトニンのレベルが下がり、その信号が体温を上昇させて覚醒をうながします。暗闇はメラトニンのレベルを上げて体温を下げ、それが睡眠をうながします[24]。明るい自然光を浴びる機会や真の暗闇にさらされる機会が減ると、メラトニンの分泌に変化が起こり、体温のリズムも変わって、睡眠の問題が悪化してしまいます。盲者の実に九〇パーセントが睡眠に問題をもっている理由も、この現象からわかります。

明るい自然光を浴びる時間を増やすには、戸外で過ごす時間を増やすというわかりきった方法のほかに、高照度光装置を使うという方法もあります。この装置は医療機器の会社からレンタルすることもできますし、市販しているメーカーも増えています。保険会社によっては［アメリカの場合］、SADあるいは睡眠障害のために医師が処方した場合は、装置の費用が医療保険でカバーされるところもあります。

高照度光装置の特殊な電球から照射される光は五〇〇〇ルクスから一万ルクスで、日の出あるいは日の入りのときの照度に相当します。一日に約三〇分間、本を読んでいるときやテレビを見ているときなどに使って、早い時間帯か遅い時間帯に明るい光にあたる時間を増やします。夕方から夜に高照度光装置を使うと、体温変化のリズムを遅らせ、早朝不眠を効果的に減らせることが、いくつかの研究で実証されています。また、SADに有効だということもわかっています。

高照度の光を浴びるのは簡単で、副作用もなく、安価です。これもまた、あまりにも簡単な解決法なので、ともすればまじめにとりあげられません。しかしそれは、私たち人間が進化した太古の環境の不可欠な一部であり、したがって生理的、情動的な健康にとって欠かせない要素なのです。

運動と心

私たちは、運動するように、生物学的にデザインされています。私たちが狩猟採集者、腐食動物［生物の死骸や腐食物などを食べる動物］、道具製作者として進化した過程の九九・九パーセントは、日常的な身体活動に生存がかかっていました。進化の歴史のごく最近までは、植物を植え、種をまき、作物を収穫することをおぼえてからも、重労働が必要でした。自然と密着して生きるのは厳しいことなので、自然淘汰はそのような厳しさに要求されるものを私たちの遺伝子構成に織りこみました。だから体を動かさないと、生理的にも精神的にも不健康になってしまいます。

それにもかかわらず身体活動は、脱工業化社会の日常生活からほとんど消えてしまいました。〈考える心〉の労働環境は室内での座業です。どこを見ても、かつて人間がしていた肉体労働を電子機器や機械装置が肩代わりしています。生活を楽にするために考案されたコンピュータや、自動車、テレビ、そのほかの省力化のための装置が、私たちを太らせ、抑うつにしているのです。

今日では肥満が蔓延していますが、そんなものは、遠い祖先の時代にはおそらく存在しなかったでしょう。しかも肥満は、もはや単なる身体的問題ではありません。気力を奪い自己評価を低めて、精神の働きまでもそこなってしまうのです。

体を動かさない生活様式がマイナスの結果を招くことは社会的に認識されていますが、それにもかかわらず、成人の半数以上はほとんど、あるいはまったく運動をしておらず、成人の二五パーセントは、完全な運動不足で肥満ぎみです[25]。調査によれば、アメリカ人はこの三〇年間に、摂取カロリーが以前より少なくなっているにもかかわらず、肥満傾向は強まっています[26]。

アメリカの子どもの多くは、ファストフードを食べ、砂糖がたっぷり入ったソーダ水を飲んで育ち、甘い菓子やチップス、砂糖入りのシリアルなどを買わせようとする食品会社の圧力にたえずさらされていますが、そのような「食べ物」は、何百万年も私たちの飲食物のなかには存在しませんでした。なかには清涼飲料だけで一日に一〇〇〇カロリーも摂取しているという子どももいます[27]。また、調査によれば、テレビの視聴時間が週に一時間増えるごとに肥満が二パーセント増加します[28]。子どもたちが平均で週にほぼ三〇時間、コンピュータやテレビの前に座っている（しばしばジャンクフードを食べながら、ジャンクフードのコマーシャルを見ている）という事実を考えるなら、二〇パーセントの子どもが肥満とみなされているのも驚くにはあたりません[29]。

なぜ私たちアメリカ人は、摂取カロリーが減っているのに、体重が増えているのでしょうか？　体を動かす機会が劇的に減ってきているからです。最近の算定によると、一日のエネルギー消費量は、二五年前より三〇〇カロリー少なくなっています[30]。スタンフォード大学の運動生理学者、ウィリアム・ハスケル博士の計算によれば、勤務時間中に一時間あたり二分間、廊下を歩いて同僚のオフィスまで行く代わりにメールですませていると、一〇年で体脂肪が一一ポンド〔約五キログラム〕増えるそうです[31]。別の研究者の算定では、立ちあがってテレビのチャンネルを替えに行かずにリモコンを使っていると、毎年一ポンド〔約四五〇グラム〕体脂肪が増え、消費カロリーが一日一〇〇カロリー少なくなっただけでも、食べる量が同じだとすれば、一年に約一〇ポンド〔約四・五キログラム〕体重が増えるそうです[32]。

　かなりの割合のアメリカ人が、心疾患、高血圧、脳卒中、糖尿病、骨粗鬆症、ある種の癌など、運動不足や肥満に直接関係する慢性的な病気にかかっています。また運動不足の人は、活動的な人に比べて心疾患や心臓発作の発生率も高く、約二倍です。アメリカでは毎年二五万人が、運動不足に起因する慢性疾患のために死亡していますが、これは年間の死亡者数の八分の一にあたります。このような慢性疾患の多くは、抑うつのリスクも増加させ、生活の質をいちじるしくそこないます[33]。冠状動脈性心臓病などの慢性疾患は、祖先の時代にはおそらくなかったでしょうし、今日の狩猟採集社会でもめったに見られません。

体に気を配る

運動から幅広い恩恵を受けるために、何もマラソンをはじめる必要はありません。運動から得られる恩恵は、体重が減る、スタイルがよくなる、全般的な健康状態がよくなる、かなりの寿命の延びが期待できるなど、たくさんあります。定期的な運動は、心臓血管系の機能や、骨密度や、免疫機能を高め、健康を増進します。活動的な人は心疾患、高血圧、糖尿病、骨粗鬆症、肥満、腰痛、大腸癌になる可能性が相当に低く、身体組成、糖耐性、インスリン感受性などの健康関連の因子が良好な状態にある割合が高く、幸福感も強い傾向にあります。また身体活動は、高密度リポタンパク・コレステロール（いわゆる「善玉コレステロール」）を増やし、トリグリセリド（脂肪の主成分）の濃度や血圧を下げます[34]。

体調がよくなると、暦年齢より二〇歳も若くなれます[35]。身体的に元気な高齢者は、性生活も良好で免疫系も強く、インスリン耐性（グルコース代謝能の低下のあらわれで、糖尿病のリスク因子でもある）を示す割合も低いのです。また運動をしている高齢者は、肥満関連の病気になる率も低く、記憶力、体力、可動範囲、持久力、血圧などの検査結果も良好です。

運動の心理的な影響

進化的観点に立つと、身体活動は、食べ物や住みかを手に入れるのに必要というだけでなく、意識や動機にも影響をあたえるものでした。運動がポジティヴな心理的効果を生じるのは、気分や覚醒状態や注意の調節に重要な役割を果たすノルアドレナリンやセロトニンなどの神経伝達物質に影響をおよぼすからではないかという可能性が科学的に示されています[36]。

身体活動によって気力やポジティヴな気分が高まると、新たな領域を探究したり、困難な課題に耐えたり、向社会的な行動をとったりしやすくなります。運動が気分におよぼす作用そのものが、私たちを活動的にさせておく〈太古の心〉の適応だった可能性はおおいにあります。そして、この自然のプロセスを乱してきたのも、〈考える心〉なのです。

運動は身体の過剰な緊張のはけ口であり、怒りや不安を健康的に解放する手段にもなります。運動は気力を向上させ、多くの薬よりも効果的に不安を緩和する鎮静作用をもっています。この鎮静作用は運動終了後五分から一〇分以内にはじまり、少なくとも四時間続きます[37]。

一般に、運動をしている人はしていない人よりも肯定的な身体イメージをもち、自分に対して好意的です。心理学者のロバート・セイヤーは、悪い気分からぬけだす方法として、運動がもっともすぐれていることを見いだしました。広範囲な調査研究を実施して、運動が気分におよぼす作用を調べ、わずか五分か一〇分の散歩が、即効で気分を高める確かな作用をもち、それが数時間続くことをあきらかにしたのです[38]。この作用には、緊張の低下と活力の向上が関与していますが、活力の向上のほうが一貫しています（激しい運動も緊張を減らしますが、最初は疲労を生じ、それから活力が上がります）。

運動は抑うつの人にも、効果的な治療法になります。ある研究では、軽度から中適度の抑うつのある人たちに運動プログラムを実施したところ、開始から一週間以内に気分の改善があり、長期の経過でも、短期や長期の心理療法を受けた軽度から中程度の抑うつの人たちより大きな改善を示しました[39]。また、軽度から中程度の抑うつの人を対象に、ゾロフトという、よく使われる抗うつ剤の効果と運動の効果を比較したある研究では、運動は抗うつ剤と同等の効きめを示し、抑うつ状態がいったん解消したあとは、抗うつ剤よりも持続性にすぐれていたという結果が出ています[40]。

たいていの人は、われを忘れて体を使う活動をしているとき、すべてが一つになって、集中力と感覚認識とアドレナリンがリズムをともなって融合します。そこには、心と体の区別はありません。私たちは自分が集中しているのを感じ、周囲と一体化します。このようなときには、先に「フロー状態」としてとりあげた、望ましい変性意識状態が生みだされます。この〈太古の心〉の状態においては、いつもの時間感覚がなくなって、気づきが行為と融合し、自己意識が消失します。

たいていの人は、身体活動からくる爽快な気分や精神の高揚を経験したことがあるでしょう。ジョン・アップダイクの小説『走れウサギ』に、悩みをもつ主人公のラビット・アングストロームが、彼を助けようとしている牧師とゴルフをする場面があります。ラビットはすばらしいショットを打って、神でも見たかのように「そうだ!」と叫びます。この若者は、仕事も人間関係も何ひとつうまくいかないのですが、身体的な挑戦課題をあたえられると水を得た魚のようになるのです。

動物や人間を対象にした新しい研究では、運動が血流量を増やし、脳細胞成長ホルモンのレベルを上げ、記憶に関与する脳領域で新しいニューロンの発育を促進して、学習を向上させることが示唆されています[41]。

催眠剤としての運動

運動をするとよく眠れますが、それは体温がかなり上昇し、数時間後に代償的に下がるためです。運動後の体温の低下は二時間から四時間続いて、寝つきをよくし熟睡を容易にします[42]。この効果が最大になるのは、就寝時刻の三時間前から六時間前に運動をしたときで、就寝時刻までの時間が三時間より短いと、体温が高すぎて寝つきが悪くなってしまう場合もあります。したがって、眠るために運動をするなら、午後の遅い時間か夕方にするほうがいいでしょう。

運動をするとよく眠れるのは、運動が身体的なストレス要因になるからでもあります。脳は身体的なストレスがあると、それを補償するために睡眠を深くします。また運動をするとよく眠れるのは、戸外で運動をすると日光を浴びる機会が増えるという単純な理由からかもしれません。

スタンフォード大学医学部の研究者たちが、五五歳から七五歳までの不眠に悩んでいる運動不足の人を対象に、運動が睡眠パターンにおよぼす影響を調べた研究報告があります。この人たちに、一日おきの午後に二〇分から三〇分間、ウォーキング、ローインパクトのエアロビクス、エアロバイクをしてもらいました。その結果は？　眠りにつくまでに要する時間が半減し、睡眠時間がほぼ一時間増えたのです[43]。

軽い運動でいいのです

運動にはこれほど多くの恩恵がともなうというのに、なぜ六〇パーセント以上のアメリカ人は不活発な生活をして、身体活動をほとんど、あるいはまったくしないのでしょうか？　人びとは、天気が悪いとか、体を動かすのに適した場所がないとか、子どもから目を離せないとか、たくさんの理由をあげますが、たぶん一番の理由は、運動と言えば汗びっしょりになって疲れ果て、苦しい思いをするものだという誤解があるためだと思います。そのような誤解があるのは、一つには、心臓血管系のためには週に三回から五回、強度の運動を二〇分から三〇分するといいと強調されてきたためで、それが多くの人のやる気をなくさせてきたのです。しかし新たな科学的証拠によれば、中程度の身体活動でも、健康にかなりの効果があります。一九九六年には公衆衛生局長官が、それまでよりも穏やかで簡単な身体活動のプログラムを推奨する、改訂版のガイドラインを発表しました。

このプログラムは成人に対して、もっと運動を日課にとりいれて活動的になり、それを維持するよう、うながしています。ガイドラインは、中程度の身体活動を少なくとも三〇分間、毎日ではなくても、ほぼ毎日することを推奨しています。この程度の運動であれば、日常の活動にとりいれることができます。たとえば洗車をする、エレベーターを使わずに階段を使う、車をやめて自転車を使うなどです。また、短く分けて（たとえば一〇分ずつに分けて）実行し、合計で三〇分というやりかたもできます。それで一日あたりおよそ二〇〇カロリーを消費するのに十分な身体活動になります。強度の運動をしたか、中程度の運動しかしなかったかということよりも、活動の総量のほうが重要なのです。最近では、体を動かしていない人たちは、週に一時間、軽いウォーキングをするだけでも、心疾患のリスクを減らすことができ、その際に重要なのは歩く速度よりも歩いた時間のほうだという所見も出ています[44]。

家の仕事や芝生の手入れをすることも、立派な中程度の身体活動で、子どもと活発に遊ぶ、時速五キロから六キロで歩く、ゴルフをするといった活動と同程度のいい効果があります。早歩き、ダンス、高速でのサイクリングなどは、さらに大きな健康上の恩恵をもたらします。

ほとんどの成人は、中程度の身体活動のプログラムをはじめるにあたって、主治医に相談する必要はないというのが専門家の意見です。しかし、最初は週に二、三回、軽度の運動を短時間だけして、持久力をつけてから、だんだん時間や回数を増やし、最終的に一日の合計時間が三〇分になるようにしてもいいと思います。もっと激しい運動プログラムからスタートするつもりの人や、慢性的な健康障害のある人は、まず主治医に相談して、安全で効果的なプランを立てたほうがいいでしょう。激しい運動をする前や、したあとは、数分間ストレッチの時間をとって、筋肉の緊張をほぐし、筋肉を傷めるリスクを減らすようにしてください。

実際のところ、私たちは運動なしでは、うまく機能できないのです。体を動かすことは、健康状態を改善するための昔ながらの処方箋であり、もっとも簡単で効果的な方法の一つです。ぜひ運動を生活にとりいれて、習慣にしてください。

第12章 孤独のすすめ

人間は多様性によって栄えています。私たちは初めての食べ物を試し、初めての場所に行き、初めての人たちに会うのが好きです。刺激が少なすぎると退屈しますし、変化が少なすぎると生活がありきたりになってしまいます。しかし、現代生活の過剰な刺激は――メディアにせよ、広告宣伝、ファクス、ポケットベル、携帯電話、飛行機、交通渋滞、満員の通勤電車にせよ――私たちの進化上の生得権である落ち着きと静けさを奪い、私たちの健康と幸福を脅かします。

私たちは、メディアや人との皮相な出会いから間断のない刺激を受けることに慣れ、一人でいる能力を失ってしまいました。そしてその過程で、自分自身でいる能力も失ってしまいました。社会的なつながりと同様に、ときどき一人になることも、ストレスに対処する助けになります。また孤独は、創造性や自己発見や霊性の源泉でもあります。孤独は自分の人生を理解するために、すべてのピースを一つにまとめるために、そして自分は〈太古の心〉の全体としての人間であって、〈考える心〉の断片的な社会的役割や義務が集まったものではないと了解するために、ときどき必要なものなのです。

強い社会的ネットワークにもとづいた多くの伝統的な文化には、若者が成人に達するときなどに、孤独になるための公式な機会があります。たとえばネイティヴ・アメリカンの若者は、食べ物も水ももたずに自然原生地に向かい、スウェット・ロッジをつくり、そのなかで、守護霊と接触するために祈りをささげます。そして、その超越的な体験のなかで得られるビジョンによって、自分が属するトーテムの動物、マジック・シンボル、成人としての名前、パワー、人生の方向性などを発見します。

孤独は、自分の人生を評定し、管理し、変えることを可能にするだけではなく、私たちを休ませ、エネルギーを回復させます。ときには人から離れることも必要ですし、それが人間関係を強める場合もあります。孤独なときは、深いところにある考えや感情と接触しやすいので、より健全な精神機能が促進されます。また孤独は、喪失を受け入れる、考えを整理する、態度を改めるなどの行為の助けにもなります。

『孤独―自己への回帰（*Solitude: A Return to the Self*）』の著者、アンソニー・ストー博士は、社会的接触への欲求と孤独への欲求を、人生全体にわたって働く反対方向への衝動とみなしています。彼は、一人でいたいという欲求は、自然な進化的素因であり、情動が安定している証拠でもあると考えています[1]。孤独は想像力を高め、したがって脳が最高に機能し、個人が潜在力を最大限に発揮するために必要であるから、生物学的な適応だというのがストーの考えです。同様に、孤独は学習と革新も容易にします。

孤独と心身の結びつき

孤独が心身に対してこれほど多くの治療的効果をもっているのは、意外ではありません。孤独は多くの面で、リラクセーション反応の恩恵に似た恩恵をもたらすからです。孤独には感覚入力の減少がともないますが、これは覚醒レベルを下げ、新皮質を静めます[2]。孤独から生じるおだやかな精神状態は、活力を回復させ、ポジティヴな心身の相互作用を促進します。しかも意識的に感覚入力をさえぎる、反復性の心的刺激を用いる必要がありません。孤独でいるときは、〈太古の心〉とのコミュニケーションの経路を開いて、〈考える心〉の通常の合理的な思考過程を抑え、〈太古の心〉に無意識に入りこんでいる情動的なストレスのもとにアクセスすることができます。一人でいると、定位連合皮質や前頭前皮質に入る感覚入力が少ないので、意識や自己感や時間感覚の変化が誘発されることもあります。また、孤独はリラクセーション反応と同様に、創造性や問題解決も促進しますが、それは、一次過程の思考や、子どものような遊び心や、深い没入状態を促進して、斬新なアイディアの組み合わせや構成を可能にするからです。

私は学部学生のとき、「アイソレーション・タンク」（感覚遮断タンク）を製作して、孤独が心身におよぼす作用を調べたことがあります。物音のしない真っ暗なタンクのなかで、温度調節された塩水に体を浮かべていると、深いリラクセーション状態にいたることができます。実験の結果、タンクに入ると、血圧と筋の緊張が確実に下がることがわかりました。つまり、ほかのリラクセーション法と同じ効果があったのです[3]。

大学のフットボールチームでプレイス・キッカーをしていた私は、試合の前夜にそのアイソレーション・タンクに入り、自分のテクニックを思い浮かべ、心のなかでリハーサルをしてみました。ランニング・バックをしていた二人のチームメイトもタンクに入り、心のなかで技術のリハーサルをしました。この訓練は効果があったらしく、私はプレイス・キッカーの記録保持者になり、二人のチームメイトは、ともにオールアメリカンの選手になってプロチームの選考テストを受けるところまでいきました。感覚刺激を制限した環境のなかにいると、リラクセーションのスキルが高まるだけでなく、視覚イメージの効きめも高くなるようです。

孤独は、人を神秘体験の可能性に触れさせる媒体として、人が探究、成長し、開眼する機会をあたえます。ウォルト・ホイットマン、アーサー・ケストラー、C・S・ルイスという多彩な顔ぶれの人たちが、子どものときに孤独のなかで起こった、自然との神秘的な一体化の感覚について書き残しています。長い人間の歴史を通して、人びとは、神の存在を経験しようとするときには、孤独を求めてきました。神秘家が洞窟や荒野に隠遁するのはよくあることで、初期キリスト教の時代には、高い柱のうえに何カ月も座りつづけた人たちさえいました。聖書によれば、イエスは四〇日間荒野で何も食べずに過ごし、悪魔の誘惑をしりぞけたのちに、町に戻って改悛《かいしゅん》と救済についての宣言をします。ムハンマドや仏陀が洞察を得たのも、原野に一人いるときでした。インドのヨガ行者やチベットの僧は、沈黙や孤独を通して、内的世界をコントロールする〈太古の心〉の力を高めるために、いまも山中の隠遁所や僧院での生活をつづけています。彼らが経験しているのは、欠乏ではなく、一体化であり、個人の自己が消え、気づきの水平線が大きく広がる感覚なのです。禅などの秘儀的な伝統では、「悟り」と呼ばれる特殊な〈太古の心〉の経験を促進する手段として、孤独が用いられています。

「騒乱のなかではなく静寂のなかで、衆のなかではなく孤独のなかで、神は人間にもっとも親しく姿をあらわされます」というトマス・マートンの言葉があります[4]。くり返しになりますが、祈りとは、神に語りかけるというよりも、むしろ神に耳を傾けることであり、それには静寂と孤独をみずから進んで選びとる必要があるのです。

日常の生活で、孤独をふたたび経験する

規則的に孤独を求めることは、刺激の過剰なこの世界に必要な処方箋です。リラクセー

ション反応を――すなわち静かな場所に身を置いて、脳に入ってくる感覚入力を意識的に減らすことを――実践している人は、すでにもう、孤独の恩恵をある程度は受けています。

また、毎朝ちょっと早起きをするという簡単な方法でも、治療的な効果のある孤独を少しは得られます。早朝は通りも静かで、家族も寝静まり、一日のなかで感覚刺激がもっとも少ないときです。昼休みに一人になって、公園や自然遊歩道で過ごすのもいいでしょう。もちろん週末に山歩きや釣り、バードウォッチング、カヌーなどをしに行けば、孤独の程度が深まり、〈太古の心〉にさらに豊かなアクセスができるでしょう。どんなふうに工夫をするにしても、それにみあう以上のことはあります。孤独と緑地はぜいたくではなく、心身の健康を維持するために欠かせないものなのです。

自然とのふれあいがなぜ大切なのか

第5章で、人類が進化した太古の世界では、私たちは自然環境に完全に溶けこんでいたという話をしました。私たちのもっとも深い部分は（たとえ自然から切り離された〈考える心〉が、その衝動をいかに妨げようとも）、いまもまだ原生自然と結びついています。健康を確保するためには、そのような結びつきをもとどおりに復活させ、維持する必要があります。

この主張も、単なるロマンティックな、あるいはセンチメンタルな好みや、美的価値観の表明ではありません。自然の風景を見るだけで血圧が下がることは、科学的に実証されています。心理学者のアーロン・キャッチャーたちは、被験者が静かに座っているとき、音読をしているとき、水槽の熱帯魚を眺めているときの収縮期血圧と拡張期血圧をそれぞれ測定する実験を実施しました。その結果、血圧は音読をしているときがもっとも高く、椅子に静かに座っているときは、それよりもやや低い値でした。そして、熱帯魚を眺めているときがもっとも低かったのです。興味深いことに、熱帯魚を眺めたあとに音読をしてもらうと、血圧の上昇は、実験の最初に音読したときの半分以下でした[5]。キャッチャーは、魚を眺めることで誘発された平静さが、人前で何かをするストレスに対する被験者の反応を減少させたという結論を出しました。

自然を眺めると注意が外に向いて、思考の流れが妨げられ、リラクセーション反応や第一段階の睡眠のところでとりあげたような、夢想状態になります。これらはすべて、先にも述べたとおり、自分のことで頭がいっぱいという状態を緩和します。

これとは別の『サイエンス』誌に掲載された研究では、心理学者のロジャー・アルリッチが、胆囊の摘出手術を受けた患者を、窓から木が見える病室にいたグループと、窓が壁に面している病室にいたグループに分けて比較したところ、木が見える病室にいた患者のほうが手術後の入院期間が短く、気持の動揺が軽く、鎮痛剤の服用量も少なかったという結果を報告しています。またアルリッチは、自然風景のスライドを見せた人のほうが、ビル群のスライドを見せた人よりも、ストレスのかかる状況に置かれたときのストレス反応が低く、ストレスからの心理的な立ち直りも速かったという報告もしています[6]。

自然は、〈太古の心〉の生物学的構成のなかに深く根をおろしているため、私たち人間が進化した世界についての遺伝子記憶を誘いだします。科学栄誉賞と二度のピュリッツァー賞を受賞したE・O・ウィルソンは、著書『バイオフィリア（*Biophilia*）』のなかで、私たちが人工の風景よりも自然の風景を好むのは、進化の直接的な結果としてであると主張しています。人は自然風景のスライドを見たときのほうが、都会の風景のスライドを見たときよりも、はるかに高いレベルのポジティヴな情動を示します。人間は自然の風景のほうが好ましいと感じるだけではなく、一定の地形に本能的に引かれるのであり、それは、それらが進化的見地から望ましい地形だったからだというのがウィルソンの考えです[7]。

人間が普遍的に、植物がなめらかに地面を覆い、木や湖が点在し、開放性と奥行きのある風景を好むのは、おそらくそれらが、私たちの祖先が進化したアフリカのサバンナの特徴だからではないかと考えられるのです。なかでも木と水は、とくにポジティヴな情動を促進しますが、それはおそらく、太古の世界では木や水のない環境は人間の生活を支える見込みが少なかったからでしょう。

生物学者のジョージ・オリアンズたちもこの見解を支持し、今日の私たちが自然に対してもつ美的感覚は、祖先を持続可能な生息地に向かわせた力を反映していると述べています[8]。たとえば、私たちが生まれつきサバンナを美しいと思うのは、祖先の時代にこの生息地が生存に欠かせない重要な特徴があったためと考えられます。半開放的なスペース（捕食者につかまりやすい完全なむきだし状態でもなく、かといって視界や動きを妨げるほどのジャングル状態でもないスペース）、地平線までの眺望、日よけにもなり捕食者から逃れる避難所にもなる大きな木、十分な食べ物と水、位置の確認ができる高低の変化、外につながる複数の通り道、などです。

川や山を見ると心が落ち着くのは、目印になる地形だからです。そのような地形のない眺めは、とりとめのない感じがして、したがって不安を感じさせます。自然美のもう一つの鍵は謎です。丘を囲むように曲がっている道、蛇行している川、起伏のある土地、山脈などが私たちの心をとらえるのは、その土地に探索すべき魅力的な特徴がある可能性をにおわせるためです。日没、雷、たちこめる暗雲などが私たちの注意を引くのは、暗闇あるいは嵐という変化の前触れだからです。私たちが花に引かれるのは、ただ美しいからだけではなく、花が咲いているのはその場所に果実やナッツなどの食べ物があるというしるしだからでもあります。

眺望と、隠れがとしての安心感と、謎を提供する自然の生息地が、〈太古の心〉のポジティヴ情動の神経回路を活性化させるのは、進化心理学者が「適応度」と呼んでいるものに関係していたからです。つまり太古の環境においては、そのような条件の場所を選ぶことが、よりよい健康と幸福と生存につながったのです[9]。

自然は、遠い昔の深い熟知感を呼び起こします。地球の生命の多様さは、私たち個々人の短い人生がはじまるずっと前から、何百万年も何千万年も前からありました。そしておそらく、私たちがいなくなってからも、以前と同じように長く続いていくでしょう。たとえば夜空は、人類の歴史がはじまって以来ずっと、美とインスピレーションの源であり、神秘的な畏怖の念さえも引き起こしてきました。多数の宗教儀式や神話や占星術的な空想のもとになってきたのも不思議ではありません。無数の星を見上げ、その魅力に思わず息をのんでしまった経験はだれしもあるでしょうが、実際にそのような体験をフルに享受できる機会はどれほどあるでしょうか？　私たちは、広漠とした星空の静謐と厳粛と神秘を、人工の世界のおびただしい光で追い払ってしまったのです。光害が私たちに残すのは、終夜灯に照らされた空虚な砂漠、夜明けにスイッチの切れる人工的な薄暗がりにすぎない暗闇です。

「すべての自然風景は、山にはじまり山に終わる」と、イギリス初の美術学教授だったジョン・ラスキンは書いていています。山はその土地や自然に対してあきらかな支配力をもっています。山に登れば、昇る太陽の最初の光や沈む太陽の最後の光をとらえることができ、それまで見たことのない水平線を発見することもできます。山のなかにいると、心も感覚も研ぎ澄まされます。信仰をもつ人にとっては、山は地球上でもっとも神の居場所に近いところであり、私たち自身の霊的世界とつながっているところです。粗野な登山家でも、山から帰ってくるときは、言葉では説明できない内的平和に満たされています。

私たちは、人類史の大部分において、自然と分かちがたく結びついていました。私たちが自然だったのです。人間が動物の飼育や植物の栽培をはじめたのは、いまからわずか一万年ほど前のことにすぎません。それから町や都市ができ、産業化がはじまって、ここ数世紀のあいだに、ほとんどの人が野生の経験から切り離されました。私たちは自然を実利的なものに変えてしまい、魂の故郷としての自然との深いつながりを失いました。自然のリズムや過去とのつながりから切り離され、〈太古の心〉とのもっとも強いつながりから切り離されてしまったのです。

ソローが言った「原生自然という強壮剤」という言葉は、私たちを自分の外に連れだして、世界がまだ新鮮で制約がなく、不思議でいきいきとして見えていた初心の頃、つまりは子どもの頃の心と再び結びつける自然のパワーを指しています。ネイティヴ・アメリカンは自然を神聖な生命の源として敬い、自然には魂があると信じています。自然がもつ無限の尊厳は、永久不変を復活させて現代的なものとのバランスをとることを可能にします。自然は、創造はつながっているという感覚や、生きる意欲を本能的に思い出させてくれます。自然環境のなかにいると、日常的な〈考える心〉の自己を失って、より深い〈太古の心〉の自己を見いだすことができるのです。

私たちは、この贈り物に対する感謝をどのように示しているでしょうか？　森林を伐採し、ブルドーザーでならし、アスファルトの道路をつくることによってです。いま哺乳動物の四分の一、鳥類の八分の一が絶滅の危機に瀕しています。現在の絶滅の比率は自然条件下で想定される率の一〇〇〇倍から一万倍も高いと、環境保護論者は算定していますが、その主要因は、〈考える心〉が実行している都市化、森林破壊、農業、商業的漁業です[10]。もし文化遺産が——何世紀にもわたる偉大な芸術作品が——破壊されるのをまのあたりにしたら、私たちは恐ろしさに震えあがるでしょう。しかし私たちは、それよりももっと貴重な、私たちを人間にしているものの不可欠な一部分に対して、それと同じことが起きるのを許しているのです。

私は毎年、好きな西部の川にフライフィッシングをしに行きます。どんなときよりもそこにいるときが、自分のなかの地に足がついた部分と深くつながりをもてるのです。毎年、毎年、その川の同じ場所に立っていますから、そのあたりの山や木や岩や鳥や鹿のことをよく知っています。それらはいまや友として、かつて祖先がその一部だった悠久のリズムと私を結びつけてくれます。

私がその川で太陽や空を眺める見方は、そこに行く前とはまったく違います。そこで数日間を孤独に過ごすと、時間感覚や自己感が変容し、心の会話が静まります。そして、いまこのときに没頭するようになります。川が生きているように感じられ、いつのまにかその川と言葉のない対話をしています。ものごとが何を意味するかは、もはや気にならず、関心があるのは、それがなんであるかだけです。新たな関係性とパターンが見えはじめ、そのために「知っている」ということの定義が変わります。私は、自分の科学的精神では、自分が見ている美や神秘を説明できないことを悟ります。私はその川を自分の心に受けいれ、その声に耳を傾け、その生命を感じ、私がその川の一部になって、川が私の一部になります。その川のことをよく知れば、それだけ自分自身のことがよくわかります。〈考える心〉は、川や山や夜空は科学的に説明できると私たちに告げますが、〈太古の心〉は違うことを言います――それらは謎と不思議に満ちている、それらは私たちのふるさとだと語りかけてくるのです。

自然を再び経験する

理想的には、遠く人里離れた自然やすばらしい場所を賛美したいと思うかもしれませんが、自然は手近で小規模に経験することもできます。すでにお話ししたように、水槽を眺めるだけでも、ただ風景画を眺めるだけでも、治療的効果は得られます。それと同様に、クモが巣をかけているところや、鳥が巣をつくっているところを眺めるだけでも、それどころか雨の音や、風が松林を吹き抜ける音を聴くだけでも、恩恵は得られます。園芸もいいでしょう。森のなかや公園を散歩しても、写真を趣味にしてもいいでしょう。ストレスを感じたときに自然環境の音をテープやＣＤで聴くのもいいと思います。

自然の美しさはすぐ目の前にあるのに、ほかのことで頭がいっぱいの私たちは、おうおうにしてそれを鑑賞していません。内部のモノローグに気をとられて、花の美しさや夕焼けの美しさを見過ごします。職場に向かって車を走らせているときも、すばらしい日の出や、晴れた秋の日のみごとな紅葉に気づきません。

ペットも、とくに哺乳類のペットは、私たちを〈太古の心〉に再び結びつけてくれます。そして社会的支援や愛情ももたらしてくれます。ペットに対して感じる愛や親しみは、健康を増進させる〈太古の心〉の経路を活性化させるのではないかと考えられます。

心と体の薬

自然も、リラクセーション反応や孤独と同様に、〈太古の心〉に大きな神経心理学的作用をおよぼします。

●目の覚めるような紅葉やすばらしい秋の月は、本質的に脳を心地よく落ち着かせるので、自然はポジティヴな情動の神経回路を活性化します。

●自然は私たちの注意を引きつけ、沈黙と静けさをもたらすことによって、注意の状態を変えます。一定した自然の感覚刺激は、精神集中のもととして作用し、網様体の覚醒を下げ、視床から新皮質に入る情報の流れを遮断して、定位連合皮質や前頭前皮質やワーキングメモリを静めます。
●自然は太古の精神状態を——驚異や畏怖や超越を感じる心の状態を、誘いだします。自然は私たちを魅了して、日常生活の外に連れだすことによって、自分よりも大きな何かを感じる気持を起こさせます。

日々の暮らしのなかで、「立ちどまって薔薇の香りをかぐ心のゆとりを忘れるな」といった言いまわしを耳にすることはよくありますし、メロドラマでは「自分のための時間が必要なんだ」といった言葉が、センチメンタルな決まり文句になっています。しかし、こうした聞きなれた言葉のせいで、本質的な事実があいまいになってしまわないように気をつけてください。自然とときおりの孤独は、強力な治療効果をもつ因子であり、健康を増進することが立証されています。どうかこれらをまじめにとらえ、〈太古の心〉と再び結びつこうとする試みのなかにとりいれてください。

第13章 子どもの目を通して

この本はいくつかの問いからはじまりました。

私たちはなぜ、こんなに不幸せなのだろうか？　なぜこれほど生活に満足感がないのだろうか？　なぜこんなに、いらいらやストレスが多いのだろうか？

その理由としてわかったのは、自分のことにばかりとらわれている〈考える心〉のせいで、〈太古の心〉がかすんでしまっているからだということでした。

私たちはここまでの話で、より古く地についた、〈太古の心〉の存在や重要性を支持する科学研究を検討してきました。そして、〈太古の心〉こそ、人類進化の全過程にわたって私たちを見守ってきたコントロールセンターであること――感覚や情動を通して実世界とじかに結びつき、「いまここ」だけにたずさわる、言語以前のコントロールセンターであることを見いだしました。もっとも重要なのは、すでに見たとおり、〈太古の心〉が、私たちの健康と幸福のために本当に必要なものは何かということについて、何百万年にもわたる自然淘汰を通して獲得した直観的な知識を備えていることです。

私たちは〈太古の心〉という、識別可能な、そして一般に無視されている心が、単なるメタファーではなく、特定の脳の解剖学的構造とあきらかに関連した、きわめて現実的な存在であることを、その根拠となる科学を説明することによって、明確にしようと試みてきました。この自分自身の古い部分と再び結びつくと、一定の脳構造の神経活動が変わります。そうすると、大きな心の平和や充足感を得ることができ、人生でもっとも価値を置くものとの結びつきも強くなります。

神経科学者のジョゼフ・ルドゥーは、〈考える心〉と〈太古の心〉のせめぎあいを解決することは、実は二つを統合することにほかならないと示唆しています。思考と情動のバランスをうまくとれば、新皮質と哺乳類脳との神経結合の増加を促進して、認知と情動がたがいの足を引っぱるのではなく、たがいを強化できるようになります。そうなれば〈太古の心〉は、身体や情動の健全さだけでなく、精神の明晰さや活力や集中力も高めます。

この健康的な結びつきを復活させるには、〈考える心〉の執着を克服する方法を学ばなくてはなりません。自己と対象との境界、過去や未来へのこだわり、不安と後悔——仕事と心配の堂々巡りを引き起こす、このような心の癖を乗り越えるプロセスを学習する必要があるのです。

この本で紹介した治癒的な姿勢や心身のテクニックを利用すると、一歩進んだ、より調和的な、〈考える心〉と〈太古の心〉との統合ができます。このようなテクニックを利用して、〈考える心〉と〈太古の心〉をつなぐ神経経路のバランスをうまくとるというやり方は、ひょっとすると人類発達の次の段階――健康と幸福の促進に、刻一刻と、意識的にかかわれるようになる段階を示しているのかもしれません。

しかし、このような習慣やテクニックにその効果を発揮させるには、それについて読み、知識として知っているだけでは足りません――あなたの一部にしてしまう必要があります。それは人によっては、おおがかりな計画を立てて、キャリア、居住地、ライフスタイルなどを大幅に変えることかもしれません。また人によっては、ストレス緩和のためのクリニックを探すことかもしれませんし、仕事と意義のある趣味とのバランスをとろうと意識的に決めることであったり、ただヨガのクラスに参加することであったりするかもしれません。いずれにしても、日常のなかに新たなものの見方と新たな行動を組みこむことになります。

〈太古の心〉との結びつきを取り戻したいという願いを、あなたがどのようなかたちで実行するにせよ、その軌道を保つための羅針盤として、またあなたの選択についての情報を知らせるタッチポイント（情報接点）として役立つ基本的なメッセージを、いくつかの指針にまとめることができます。そのような指針をごく簡単に表現すると、次のようになります。

●情動と無意識を、理性や意識にのぼる気づきと同じくらい信頼する。
●ポジティヴな情動を生む単純な楽しみに価値を置き、そのための時間をとる。
●認知の再構築や再構成を通して、ネガティヴな自動思考を制御する。
●「いまこのとき」に自分をまかせ、フロー状態や、(ことによると神秘体験を含む)至高体験を受け入れる。
●社会的なつながりに価値を置き、そのための時間をとる。
●利他主義、協力、楽観主義を、立派な資質だからという理由だけではなく、健康的で適応的な資質だからという理由からも、実行する。
●誘導イメージ、楽観的な断言、感謝の姿勢を使って、ストレスを軽減するそのような資質を育てる。
●第7章でとりあげた11のエクササイズを通して、怒りや敵愾心を少なくする。
●ネガティヴな情動を、笑いという「自然な高揚感」に置きかえる。
●ポジティヴな錯覚をもつ。ポジティヴな否認でもかまわない。
●コントロール感、コミットメント、チャレンジを通じて、ストレスに対する強さを高める。

●夢想や昼寝、十分な夜間睡眠のための時間をとる。
●リラクセーション反応を実践する。
●妥協せずに、一日所要量の音楽と光と運動をとる。
●自然環境と孤独を楽しむ。
●信じる気持を育て、不思議さや驚異を感じる感性をもつ。

もっと簡単に、〈太古の心〉の本質的なメッセージをとらえる方法もあります。この本でも随所で触れてきましたが、子どもは驚異を感じる感性をもち、うらやましいほど遊びがうまく、自意識がなく、いまこのときに没頭する、ほれぼれするような能力をもっています。実を言うと、この子どものありかたは、〈太古の心〉の最良の見本なのです。

子どもはその自発性と無私無欲のおかげで、日々そのときに魅了される感覚をじかに体験できます。子どもは純粋に楽しむために遊び、何事に対しても自然な好奇心をもっています。子どもはものの見方をすみやかに、また劇的に変えることができ、しかもすぐれた観察者です。私たちが考えごとをしていて見過ごしがちなものごとの詳細に、おとなが顔負けするほどの鋭さで気づきます。玩具と会話を交わし、一人遊びを心から楽しみ、すばらしい集中力を見せます。遊んでいる子どもはまさに、いま現在に生きている人間の縮図です。

実存心理学者のエーリッヒ・フロムは、幼い子どもが直接的かつ単純に、たくまず自然に世界を経験するのは、「思惟《しい》」なしに現実を認識するためだと述べていますが、これは私たちの言葉で言えば、〈考える心〉の内部のモノローグによるゆがみの影響がないということです。子どもは、言語が出現する前の遠い昔の人類と同じように、経験について考えるのではなく、完全に経験のなかにいます。子どもは、言葉を知り社会慣習の圧力がかかるようになって、初めて分離や対象化や分析を学習するのです。

著名な発達心理学者のジャン・ピアジェも、子どもには、自分自身が考える自己だという意識はないと述べています。子どもは自分を外界から区別された観察者とはみなしていません。自分と外界との境界がはっきりしていないのです。子どもは自分と自分が知覚するイメージを同一視します——子どもにとっては自分が世界であり、その目は自分自身ではなく周囲の事物に向けられています。

ピアジェによれば、アニミズム（無生物の物体にも意識があるという考え）や、ありふれた出来事に魔術的に関与しているという感覚も、子どもの世界観の特徴です。自己と外界の区別がないので、あらゆるものがほかのあらゆるものの性質に関係し、それに影響をおよぼすのです。子どもは、太古の人間と同じように、物質的なものにも感情や意識があると考えます。また、思考は対象から切り離せず、名前とその名前をもったものは切り離せないと思っています。あたかも精神と物質が一つであるかのように、思考やイメージや言葉が物のなかに存在しているのです。

トマス・ムーアは著書『日常生活に魔法を取り戻す（*The Re-Enchantment of Everyday Life*）』のなかで、子どもがおとなになる前にもっている智恵は、「自然の内面性や、人や場所がもつ隠れた力」に対する理解をともなっていると書いています。幼い子どもは、自分の行動や思考で、魔術のように外界の事象を変え、現実を変更できると信じています。子どもは自然事象に人為的原因を、無生物の物体に人間の属性を見ます。自分が目を閉じると世界が消え、目を開けると世界がふたたび出現するのです。

シェリー・テイラー博士の研究をとりあげたときに、子どもがもつポジティヴな錯覚は、魔術に近いほど強いという話をしました。テイラーは、そのようなポジティヴな錯覚は幼稚、病的、不合理であるどころか、情動の健康に必要な進化的調節である可能性が高いと考えています。

私たちは成長とともに、魔法にかかった世界から出て、それを忘れてしまいます。〈考える心〉のやり方で教育を受けるにしたがって、驚異や神秘を感じる心、夢、想像力などを失い、雲に動物の姿を見ることもなくなり、ポジティヴな錯覚が消え、自然な喜びや現実離れした楽観主義もうすれてしまいます。科学と合理的思考が私たちと現実との仲介者になり、そのほかの方法で世界を経験するつながりは失われます。私たちは分析的になり、まじめになって、証拠なしには信じないということを学びます。もちろんそのようにな合理的懐疑主義にはそれ相応の存在意義があるのですが、現代生活の悲劇は、客観性や理性が、驚異や神秘を感じる感性を補完するものとして発達せず、それに置き換わるものとして発達することなのです。

多くの人が、子どもの頃に郷愁をもっているのは、失ってしまった喜びやのどかさを深いレベルで感じているからです。私たちの奥深くには、昔の偶像や信念や魔術をいまもなお保持している場所が存在します。ときおり、自分が子どもの頃に世界をどのように見ていたかを思いだすとき、私たちは〈太古の心〉をかいま見ているのです。

ピアジェ、フロム、テイラーの研究を一つにまとめる共通テーマがあります――それは自己感と、客観性や合理主義に対する執着を縮小できれば、子ども時代の魔法を呼び覚ますことができ、すなわち太古の精神状態との結びつきを呼び覚ますことができるということです。私たちはもう子どもではありませんが、子どものようになることはできます。

子どものように世界を認識することを学ぶという目標は、少なくともキリスト教と同じくらい古くからあります。新約聖書には、「あなたたちによく言っておく。幼子のように神の国を受けいれる者でなければ、そこに入ることはできない」（マルコによる福音書一〇章一五節）という言葉があります。イエスは、「心をいれかえ、幼子のようにならなければ、天国に入ることはできない」（マタイによる福音書一八章三節）とも言っています。その二〇〇〇年後にエーリッヒ・フロムが、世俗の心理学的見地から、同じ考えを次のように述べています。「疎外されていない立場から世界を創造的に把握するには、子どものようにならなくてはいけない。子どもになりながら、同時に子どもではなく、成熟したおとなでいることが必要なのだ」。

私たちはおとなとして、生活のなかの小さな喜びを味わう時間をもたなくてはなりません。「何もせずに」ただ遊ぶことを自分に許さなくてはいけません。遊びは私たちをよみがえらせ、若くいきいきした気持を高めます。しかし、どうすればいいかを思い出すには、少々助けが必要かもしれません。最初は、子どもたちを注意深く観察して、いま現在に生きるスキルを学びとることからはじめるといいかもしれません。子どもは、楽しいときを過ごし、自分の外に目を向けるための口実にもなります。ただ子どもを見ているだけでも、自分の子ども時代のポジティヴな情動の記憶や、長いあいだ忘れていた遊び、ゲーム、おもちゃ、笑い、歌などのわくわくする楽しさがよみがえってきます。

フロムの助言にしたがって、〈考える心〉の認知力が発達したあとに子どもの心を取り戻せば、より高いレベルの子ども時代と、新たなレベルの幸福を手に入れることができるのです。東洋の哲学は、〈考える心〉にもとづいたおとなの意識を「半分眠っている状態」とみなしています。〈太古の心〉と〈考える心〉の適切なバランスを見いだせば、すべての可能性に目覚めた人生を生きることができるのです。

謝辞

ローレンス大学に通っていた頃、〈太古の心〉の研究に取り組んでいた私を励ましてくださった、ブルース・ヘツラーとジョン・スタンリーに感謝します。また、〈太古の心〉がもつ治癒力を観察、指導する機会を最初にあたえてくださったアラン・ベルデン、テネシー大学で卒業論文の指導をしてくださったジョエル・ルーバーにもお礼を申し述べたいと思います。〈太古の心〉についての考えをまとめあげるにあたっては、ハーバート・ベンソン、ケネス・ペレティエ、ロバート・オーンスタイン、デイヴィッド・ソーベルをはじめとする、心身医学の先駆者たちの業績に助けられました。〈太古の心〉についての私の考えを具体的なかたちにまとめることができたのは、情動に関するジョゼフ・ルドゥー、ダニエル・ゴールマン、リチャード・デイヴィッドソンの画期的な業績のおかげです――本書を執筆するにあたって、参考にさせていただいた部分が多々あるからです。また、私の同僚である、ハーヴァード医科大学神経心理学研究室のアラン・ホブソン、エド・ペース＝スコット、ボブ・スティックゴールドの各氏には、本書の内容に焦点をあてた議論やセミナーで多大なご助力をいただきました。彼らは才能のあるひたむきな科学者たちです。

デニス・ルーソー、ブルース・マセクには、ボストンの小児病院で仕事をしていたときに、子どもたちがもつ〈太古の心〉のパワーについて知る機会をあたえてくださったことに感謝したいと思います。ハーバート・ベンソンには、私のキャリアに多大な影響をあたえてくださったことと、ハーヴァード医科大学および心身医学研究所において、シャーマン＝ウォーバーグ・フェローシップ、ドスバーグ基金、プロクター・アンド・ギャンブルより補助金を受けた私の心身医学研究を長年にわたって支えてくださったことを深く感謝しています。心身医学研究所の同僚である、アン・ウェブスターと故リチャード・フリードマンには、その賢明さと才能と友情を共有させていただいたことにお礼を述べたいと思います。国立衛生研究所・心肺血液研究所およびライフウェイヴズ・インターナショナルには、不眠症の研究を助成していただきました。

バイキング・ペンギン社の編集者であるリック・コットにも、ずいぶん助けていただきました。リックは私を刺激して、せっせと推敲を重ねるようにしむけ、「これでいいとなるまでは、まだよくない」と言いつづける賢明さを備えていました。彼のように忍耐強くて頭の切れる、すぐれた編集者と一緒に仕事ができたのはありがたいことでした。

また本書の執筆や推敲に直接かかわってくれたビル・パトリックにも、たいへんお世話になりました。彼は私を励ましてアイディアを鮮明にさせ、科学的な見解を述べた原稿を、私の考えをそこなうことなく、もっと親しみやすいものにするために努力してくれました。ビルほどの熟練したプロと一緒に仕事をするのは、とても刺激的なことでした。彼の知識とスキルがなかったら、この本はできなかったでしょう。

フェリシア・エスに著作権エージェントになってもらったのは、とても幸運だと思っています。彼女はこの本の可能性を見抜く直観力と、出版を実現させる能力を備えていました。私の考えや提案をかたちにし、多大な時間をかけ、有意義な情報やプロとしての助言をくれました。彼女の粘り強さと頼もしさには、本当に頭が下がります。

私の両親のジムとラヴァーンは、いつも応援と励ましをくれました。また父は、原稿に目を通して感想を言ってくれました。

最後に、原稿をチェックしてくれたほか、この本が出版にこぎつけるまで、ずっと励ましと支援と助言をくれた妻のジョディ・スキーストに感謝の気持をあらわしたいと思います。

脳はいかにして〈神〉を見るか

——宗教体験のブレイン・サイエンス

アンドリュー・ニューバーグ 他著／茂木健一郎監訳／木村俊雄訳

宗教体験の瞬間、脳はどうなっているのか。神秘体験は幻覚なのか。神話発生、儀式の効果、絶対者との一体感などの秘密を脳科学が解明。

定価一、六八〇円（本体一、六〇〇円）税五％

〈著者略歴〉
グレッグ・D・ジェイコブス（Gregg D.Jacobs,Ph.D.）
ハーヴァード医科大学精神科助教授。ハーヴァード心身医学研究所上席研究員。ハーヴァード医科大学神経生理学研究室研究員。著書に“Say Good Night to Insomnia”がある。妻と二人の子どもとともに、マサチューセッツ州サドベリーに住む。

〈訳者略歴〉
山下篤子（やました　あつこ）
翻訳家。北海道大学歯学部卒業。訳書に『脳のなかの幽霊』『脳のなかの幽霊、ふたたび』（以上、角川書店）、『人間の本性を考える』（NHK出版）、『人間の終焉』（河出書房新社）など多数。

脳内復活
脳科学がたどりついた「幸福」の原点

2006年4月5日　第1版第1刷発行

著　者　グレッグ・D・ジェイコブス
訳　者　山下篤子
発行者　江口克彦
発行所　PHP研究所
東京本部　〒102-8331　千代田区三番町3番地10
文芸出版部　☎03-3239-6256（編集）
普及一部　☎03-3239-6233（販売）
京都本部　〒601-8411　京都市南区西九条北ノ内町11
PHP INTERFACE　http://www.php.co.jp/

組　版　朝日メディアインターナショナル株式会社
印刷所
製本所　凸版印刷株式会社

ISBN4-569-64935-1

原　注

序　章

1. *Mind/ Body Health* (Boston: Allyn and Bacon, 1996)の著者であるブレント・ハフェン博士たちによれば、米国ストレス研究所は、医療機関の受診者の75から90パーセントはストレス関連の病気や不調を主訴としていると算定し、米国家庭医学会も、家庭医を受診する人の3分の2がストレス関連の病状を主訴としていると算定しています。
2. Hafen, et al., *Mind/Body Health.*
3. 同上。
4. Paul Recer, "Four Million Abuse Prescription Drugs, U. S. Aide Says", *The Boston Globe*, April 11, 2001.
5. 私は現代的な心を〈考える心〉と呼んでいますが、これから見ていくとおり、古代の人間も複雑な思考をする能力を備えていました。しかし現代の〈考える心〉は、合理主義や内省的思考を特徴とするという点で、〈太古の心〉と区別されます。

第1章

1. Mihaly Csikszentmihalyi, *Flow: The Psychology of Optimal Experience* (New York: Harper Perennial, 1990). (チクセントミハイ『フロー体験　喜びの現象学』今村浩明訳　世界思想社　1996)
2. Julian Jaynes. *The Origins of Consciousness in the Breakdown of the Bicameral Mind* (Boston: Houghton Mifflin, 1976). (ジュリアン・ジェインズ『神々の沈黙 — 意識の誕生と文明の興亡』柴田裕之訳　紀伊國屋書店　2005)
3. Henri Frankfort et al., *Before Philosophy: The Intellectual Adventure of Ancient Man* (Baltimore: Penguin Books, 1967). (H・フランクフォートほか『哲学以前 — 古代オリエントの神話と思想』山室静，田中明訳　社会思想社　1978)
4. Thomas Moore, *The Re-Enchantment of Everyday Life* (New York:HarperPerennial, 1996).
5. 産業革命以前の時間や仕事、余暇に対する認識については、Robert Ornstein and David Sobel, *Healthy Pleasures* (Reading, Mass.: Addison-Wesley, 1989) (オーンスタイン，ソーベル『ヘルシー・プレジャー — 病は気から』大島清訳　TBSブリタニカ　1991) の"Civilization and Its Displeasures"「文明化とその不満」という章に、おもしろく読める議論があります。

6. Juliet Schorr, *The Overspent American* (New York: Basic Books, 1998).（ジュリエット・ショア『浪費するアメリカ人 — なぜ要らないものまで欲しがるか』森岡孝二訳　岩波書店　2000）
7. Martin Clarkbergらは、1999年にカリフォルニア州アナハイムで開催されたアメリカ科学振興協会の大会で、共働き家庭の時間のやりくりについての研究所見を発表しました。この研究は1988年および1994年にかけて家族および家庭についての全国調査の一環として行われた、4554組の夫婦に対するアンケート調査をもとにしたものです。
8.『ボストングローブ』紙に掲載されたT. Berry Brazeltonへのインタビュー記事(2000年10月29日)。
9. David Myers and Ed Deiner, "Who Is happy?," *Psychological Science* 6, (1995), 10-19.
10. Tim Kasser and Richard Ryan, "A Dark Side of the American Dream: Correlates of Financial Success as a Central Life Aspiration", *Journal of Personality and Social Psychology* 65 (1993): 410-22.
11. Myers and Deiner, "Who Is Happy?".
12. 同上。
13. Schwartz, Barry: "Self-determination: The Tyranny of Freedom *American Psychologist* 55 (2000): 79-88. Schwartzは、「人類の歴史上初めて、多数の人びとがたくさんの選択肢がある制約のない人生を送れるようになったというのに、なぜそれと同時に抑うつの率が爆発的にあがっているのだろうか？」という興味深い問いを提起しています。Schwartzほかの心理学者によれば、それは1つには、過剰な選択肢が恩恵ではなく重荷になり、世界観を急激に変えて順応しなくてはならないことが大きなストレスになっているからです。選択をする責任の重さは、ときとして人を心理的にさいなみます。過度な自由が、不安や後悔につながる場合もあるでしょう。私たちは選択の重圧が大きくなりすぎると、得心できずに抑うつ状態になるのかもしれません。
14. Robert WoolfolkとPaul Lehrerの著書 *Principles and Practice of Stress Management* (New York: The Guilford Press, 1984) の、Clinical Applications（臨床応用）という章に、近代化のストレスについての示唆に富む議論があります。
15. Adam Pertman "Information Overload," *The Boston Globe*, February 11, 2001.
16. B. S. Centerwall, "Television and Violence: The Scale of the Problem and Where to Go from Here", *Journal of the American Medical Association* 10 (1992): 3059-63. Centerwallは、殺人事件の発生率とテレビの導入に相関関係があることを示しました。たとえば、アメリカ（合衆国）とカナダで、初めてテレビを見て育った世代の子どもたちが犯罪をおかす年齢に達したときに、殺人の発生率が急激にあがり、最終的に2倍になったことをあきらかにしました。テレビが1975年まで禁止されていた南アフリカ共和国では、それ以降に生まれた白人の子どもが犯罪年齢に到達すると、かつては

低かった白人の殺人被害者数が2倍以上に増えました。Centerwallは結論として、アメリカで発生する殺人事件の半数近く、すなわち年間約1万件の殺人事件は、子ども時代に長期にわたってテレビの暴力場面にさらされたことがその発生要因の1つになっており、またテレビの暴力場面はレイプ、暴行、そのほかの対人暴力の主要な原因の1つでもあると述べています。そして、このようなデータにもとづいて、もしテレビ技術が開発されていなかったら、今日のアメリカは、殺人事件が年間1万件少なく、レイプは7万件、暴行は70万件少なかっただろうという仮説を立てています。
17. David Buss, "The Evolution of Happiness", *American Psychologist* 55 (2000): 15-20.
18. 同上。
19. 同上。科学者は、現代社会に抑うつが増えていることにも、メディアが根本的に関係しているのではないかと推測しています。抑うつはただ増えているだけではなく、先進国のほうが有病率が高いのです。R. M. NesseとG. C. Williamsは著書 *Why We Get Sick* (New York: New York Times Books, 1994 邦訳:『病気はなぜ、あるのか ― 進化医学による新しい理解』長谷川眞理子、長谷川寿一訳　新曜社　2001)のなかで、昔に比べて生活が快適になり、多くの問題にも技術的な解決がついている現代において、抑うつになる人の割合が急増している理由を検討し、次のような仮説を立てています。「マス・コミュニケーション、とくにテレビや映画は、私たちを1つの競合的な集団にしたてあげ、親密なネットワークを破壊さえします。
古代の環境では、人は何かについて一番になれる可能性が十分にありました。たとえ一番ではなくても、そのスキルは、集団のなかで評価されたでしょう。ところが今日の私たちはみな、世界で一番の人たちと競いあわなくてはなりません。そのような成功者たちをテレビで見ると嫉みが生じます。嫉みは、おそらく祖先にとっては、ほかの人がもっているものを手に入れるためにがんばる動機になるという意味で、有用だったのでしょう。しかし今日の私たちのなかで、テレビで見る夢のような生活を手に入れられる人はほとんどいません」。したがってNesseとWilliamsによれば、現代社会における抑うつの増加は、人びとがメディアに登場する魅力的な生活と自分の生活とを不適切に比較して、自分を落伍者のように感じることに起因しています。配偶者も、親も、子どもも、メディアの映像と比べると、まるで不十分に思えます。したがって私たちは、家族にも自分自身にも満足できないのだという見解です。
20. Erich Fromm, *Zen Buddhism and Psychoanalysis*, New York: Harper and Row, 1960(鈴木大拙、エーリッヒ・フロムほか著『禅と精神分析』佐藤幸治ほか訳　東京創元社　1960　所収)

第2章

1. 情動体験の解剖学的基盤としての哺乳類脳の重要性を最初に記述したのは、1930年代のJames Papezで(J. W. Papez, "A Proposed Mechanism of Emotion," *Archives of Neurology and Psychiatry* 79 [1937]: 217-24)、その後、辺縁系という用語を初めて使

ったPaul MacLeanがさらにくわしく記述しました（P. D. MacLean, “Psychosomatic Disease and the “Visceral Brain”: Recent Developments Bearing on the Papez Theory of Emotion”, *Psychosomatic Medicine* 11 [1949]: 338-53）。「辺縁系」と「哺乳類脳」は、しばしば互換的に使われます。

辺縁系は複雑で、たがいに矛盾する研究所見がいまも多数あるため、その構造や正確な機能について、一致した見解がまだありません。今日ではlimbic system（辺縁系）よりも、limbic structures（辺縁構造）と呼ばれるほうが一般的になっていますが、それらの構造が、おそらく識別可能な1つの系《システム》を構成しているわけではないと思われるからです。Joseph Ledouxは、脳のなかには単一の情動系ではなく、複数の情動系があるという見解をもち、辺縁系という用語の廃止を呼びかけています（Joseph Ledoux, *The Emotional Brain*, New York: Simon & Schuster, 1996（ルドゥー『エモーショナル・ブレイン ― 情動の脳科学』松本元ほか訳　東京大学出版会　2003）。

2. 網様体はいまから約50年前に発見されました。網様体という概念は、その後、使われなくなっていたのですが、近年になり、脳画像法や染色法の利用によってシステムがより明確に定義され、脳機能に果たす重要性も立証されて復活しました。M. Steriade, “Arousal: Revisiting the Reticular Activating System”, *Science* 272 (1996): 225-26を参照。

3. 独創的な網様体の研究者であるJ. D. Frenchは、網様体は脳を意識のある状態に目覚めさせるだけではなく、内省のようなもっとも高次の精神作用にも、重要な寄与をしていると述べています。J. D. French, “The Reticular Formation”, *Scientific American*, May 1957: 2-8.

4. 視床は感覚のメッセージを促進あるいは抑制することによって、ゲートとして機能しています。一部の神経科学者は、視床と同様に網様体も、脳幹に入ってくる感覚情報の流れを通したり止めたりすることによって、注意の選択に重要な役割を果たしていると考え、したがって視床と網様体は注意や意識の成立と密接不可分であるとみなしています。J. Newman, “Thalamic Contributions to Attention and Consciousness”, *Consciousness and Cognition* 4 (1995): 172-93を参照してください。

5. ネガティヴな情動に対する扁桃体の関与についてはよく解明され、ポジティヴな情動に対する関与についてはあまり解明されていないのは、1つには、恐怖などのネガティヴな情動のほうが、動物実験がしやすいからです。恐怖を生じさせる刺激に対して扁桃体が活性化するのは研究所見によって顕著に示されていますが、Paul Whalenの研究では、恐怖とあきらかには関係しない表情の顔写真など、微妙な情動刺激に対しても扁桃体が活性化することが示されています。Whalenは、顔に反応する扁桃体の活性化は、表情のあいまいさと関連しているのではないかと述べています。Whalenは、扁桃体の機能を恐怖関連の機能として区分してしまうと、日常の体験の大きな部分に訴えかける「もっと微妙な」情動体験をきちんと理解することができなくなると考えています。そして、もっと幅広く、恐怖、監視、あいまいさを含める説を支持する議論をしています。P. J. Whalen, “Fear, Vigilance, and Ambiguity: Initial

Neuroimaging Studies of the Human Amygdala", *Current Directions in Psychological Science* 7 (1998): 177-86.

6. ストレス反応と対応する神経生理学的な現象を最初に記述したのは、ハーヴァード大学の著明な生理学者Walter Cannonで、次のように書いています。「呼吸が深くなり、動脈圧が上昇し、血液が胃腸から心臓や中枢神経系や筋肉に移行し、脾臓が収縮して濃縮された血球を放出し、アドレナリンが分泌される」。Cannonはこのストレス反応を「緊急反応」と名づけ、体力が消耗される状態をともなう、身体の特定の生理的反応として概念化しました。彼は、緊急時に活動する筋肉や器官へ血流が再配されると考えていました。参考文献は、Walter Cannon, *The Wisdom of the Body* , New York: W. W. Norton, 1932（キャノン『からだの知恵 — この不思議なはたらき』館鄰、館澄江訳　講談社学術文庫　1981)。その後、スイスのノーベル賞受賞者Walter Hessが、視床下部に電気刺激を加えると、Cannonが20年前に記述した生理的変化が生じることを示しました（Walter Hess, *Functional Organization of the Diencephalon* (New York: Grune and Stratton, 1957)。

7. Andrew Newberg, *Why God Won't Go Away* , New York: Ballantine, 2001（ニューバーグほか『脳はいかにして〈神〉を見るか — 宗教体験のブレイン・サイエンス』茂木健一郎監訳　PHP研究所　2003)。Newbergは、反復性の感覚刺激には、たとえば瞑想しているときのようにゆっくりしたものと、ダンスや性的行為やシャーマンの錯乱状態のように速いものがあると指摘しています。反復性の刺激が速い場合は、覚醒のシステムが最大限に駆動され、その後に静止のリバウンドが続いて、定位の皮質が反復性の感覚入力を受けとります。遅い反復性の刺激と速い反復性の刺激では、定位の皮質の機能を変化させる脳内の過程がすこし異なるが、結果として起こる状態は同じ――リラクセーション、心地よい落ち着き、自己の境界の解体であるとNewbergは述べています。自己意識がどれくらい大きく変化するかは、定位の皮質が感覚入力を奪われている程度によって決まります。感覚入力が大きく変われば、アウェアネスの変性状態も大きくなって畏怖の念、恍惚、神秘体験などが引き起こされ、感覚入力の変化が小さければ、フロー状態あるいは没入などにつながります。Newbergは、求婚期間や祝祭日などの儀式化された行動も、個人をより大きな集団や大義の一部と定義づけるねらいによって、自己に影響をおよぼすと示唆しています。自己防衛的な行動を超えた、儀式化された行動は動物のなかにも見られます。

8. Daniel Goleman, *Emotional Intelligence* , New York: Bantam Books, 1995.（ゴールマン『EQ — こころの知能指数』土屋京子訳　講談社　1996)

第3章

1. こうした研究の多くは、意識が心理学の中心的なトピックだった1800年代後半から1900年代前半に実施されました。これらの研究では、たとえば次にあげるようなタイプの情報が無意識に知覚されることが示されています。文字や数字などの視覚的記

号。2つの物体のわずかな重さの違い。幾何学図形および、垂直、斜めといった直線の方向。単語の意味。これらの結果は、本人が知覚にまったく気づいていないときでも、かなりの量の情報が知覚されていることを示しています。認知的情報が無意識に知覚されることを示した研究を再検討した近年の文献として、*The New Cognitive Neurosciences*, ed. M. Gazzaniga (Cambridge, Mass.: MIT Press, 2000) 所収のP. Merikle and M. Daneman, "Conscious vs. Unconscious Perception"があります。

2. Joseph Ledouxの著書*The Emotional Brain* (New York: Simon & Schuster, 1996) の "Blood Sweat and Tears" と題する章（『エモーショナル・ブレイン』の第3章「血と汗と涙」）に、閾下の知覚の研究がみごとに、そして簡潔にまとめられています。

3. 同上。

4. R. Zajonc, "Feeling and Thinking: Preferences Need No Inferences", *American Psychologist* 35 (1980): 151-75. Zajoncは、無意識の処理が情動に果たす役割を示す説得力のある証拠を提示しています。彼は、情動刺激の閾下呈示に関する多数の実験にもとづいて、選好性（好み）と呼ばれる単純な情動反応は、情動刺激がまったく意識にのぼらなくても形成されうると論じています。

5. Ledouxの著書*The Emotional Brain*（『エモーショナル・ブレイン』）に、扁桃体についての彼自身のおもしろい研究が紹介されています。

6. Paul Whalen, et al., "Masked Presentations of Emotional Facial Expressions Modulate Amygdala Activity Without Explicit Knowledge", *Journal of Neurosocience* 18 (1998): 411-18.

第 4 章

1. 情動に関する科学的思考をみごとにまとめた文献として、Paul Ekman and Richard Davidson ed., *The Nature of Emotion* (New York: Oxford Press, 1994) があります。

2. 癌とエイズを専門とする一流の臨床医、研究者であるハーヴァード医科大学のJerome Groopmanは、著書*Second Opinions: Stories of Intuition and Choice in the Changing World of Medicine* , New York: Penguin. 2001（グループマン『セカンド・オピニオン ― 患者よ、一人の医者で安心するな！』近藤誠、平岡諦監訳　PHP研究所　2001）のなかで、直観がいかに医学的判断を告げるかを書いています。彼は多数の事例研究を用いて、医師の勘が専門的知識と同じくらいに診断のよりどころになっていることを示しました。診断を導き、病気が進行した人たちにとってもっとも安全で侵襲性の少ない治療を導く「医療の羅針盤」をつくりあげるのは、医師の知識と直観の組み合わせなのです。医療は、直観的な「第六感」と医学的知識とのバランスであるとGroopmanは論じています。

3. 私たちは情動のおかげで、心身の幸福に影響をおよぼす状況に、個人の過去や遠い進化上の祖先の過去において何度もくり返し成功した方法で、無意識にすばやく対処することができます。進化的に見ると、迅速な無意識の情動反応のほうが、意識に

のぼる、ゆっくりとした〈考える心〉の内省よりも有利です。脳の第一の機能は、計算やプラニングによってではなく、生物個体をうながして心身の幸福に大きくかかわる出来事に反応させることによって、生存を確実にすることです。進化的な観点から見れば、思考や内省やプラニングは、生存に必要な過去の智恵に比べて二の次なので、脳は、幸福にとって重要な問題については、〈考える心〉の合理的な知性ではなく、〈太古の心〉の直観的な知性にしたがいます。進化が〈太古の心〉にあたえた幸福における重要な役割は、非常に強固で、脳に組み込まれています。〈太古の心〉から〈考える心〉に向かう神経結合のほうが、〈考える心〉から〈太古の心〉に向かう結合よりも強く、重要な問題については〈太古の心〉が〈考える心〉に影響力をおよぼせるようになっているのです。

情動の智恵は、遠い過去の遺伝的な知識を保有する無意識の記憶として〈太古の心〉に刻み込まれています。こうした永続的な遺伝的記憶が存在し、人類の進化史を通して共有されているという事実は、原型的な古代の記憶が存在することを示しています。情動の研究者のなかには、たくさんの口承神話や伝説は、脳のなかに原型的な記憶が存在することのあらわれだと仮定してもおかしくはないという考えをもっている人たちもいます。情動の研究者Jaak Pankseppはこの点について「民間伝承は、基本的な情動的感情が容易に世界の出来事（特定の筋書）と結びつけられて、私たちの進化的遺産のシンボリックな表象を生じさせることを反映しているのかもしれない」と述べています。Jaak Panksepp, "Subjectivity May Have Evolved in the Brain as a Simple, Value-Coding Process That Promotes the Learning of New Behaviors", in Ekman and Davidson, *The Nature of Emotion.*

4. Joseph Ledoux, *The Emotional Brain* , New York: Simon & Schuster, 1996.（『エモーショナル・ブレイン』）

5. Antonio Damassio, *Descartes' Error* , New York: Putnam, 1994.（ダマシオ『生存する脳 ― 心と脳と身体の神秘』田中三彦訳　講談社　2000）

6. Paul Ekman, "Moods, Emotions, and Traits", in Ekman and Davidson, *The Nature of Emotion.*

7. 心理学は過去50年あまりにわたって、健全でポジティヴな情動や特性や行動よりも、精神疾患、恐怖、攻撃性などに焦点をあててきました。1887年以降、怒り、不安、抑うつに関する論文は135,000編も発表されているのに対し、幸福についての論文は3,000編しかありません。情動についてわかっていることのほとんどは恐怖などのネガティヴな情動についてですが、それは恐怖が科学的、進化的な観点から見て、おそらくもっとも重要な情動だから——生物個体にとってもっとも大事なのは、危険を切り抜けて生きのびることだからです。またネガティヴな情動は、抑うつや心的外傷後ストレスといった精神的障害を理解し治療するためにも重要です。Martin SeligmanとMihaly Csikszentmihalyiは、その結果として心理学は、人間の常態的な経験や例外的な経験がどんなものであるかということについて、ゆがんだ見解をもつようになったと述べています。SeligmanとCsikszentmihalyiは、生活を生きがいのあるものにす

るのは何かということになると、心理の専門家の知識は乏しいと断言しています。心理学者が、問題のある状態や精神疾患については豊富な知識をもっているのに、それとは別の心理学の根本的な使命——あらゆる人の生活をよりよくし、もっと正常な状態にある人が元気に活躍している仕組みを解明すること——については、わずかな知識しかもっていないのは、おもに、心理学がこれまで病状を治すための科学として、満たされている人たちを無視してきたためだと彼らは考えています。彼らは、復員軍人援護局（VA）と国立精神衛生研究所（NIMH）の設立という2つの出来事が、病理研究の主要な推進力となったと指摘しています。VA は精神疾患の治療のために何千人という心理の専門家をやといあげ、疾患モデルを基礎とするNIMHは、病理についての研究なら補助金を獲得できることを心理研究者に示したのです（SeligmanとCsikszentmihalyiは、NIMHはより適切な国立精神疾患研究所［National Institute of Mental Illness］という名称にあらためるべきだと述べています）。SeligmanおよびCsikszentmihalyiが編集したAmerican Psychologistのポジティヴ心理学の特集号(vol. 55, January 2000)に、SeligmanおよびCsikszentmihalyiの概説をはじめ、強さや美徳の研究を含むそのほかの研究者の議論が掲載されています。

8. 心理学者のRichard Davidsonは、基本的な情動はそのほとんどが、接近か引っ込み（後退）をともなうと考えています。ポジティヴな情動は接近関連の行動をともない、ネガティヴな情動は引っ込み関連の傾向をともなうという考えです。しかし、ポジティヴな情動がすべて接近をともなうという明確な証拠はないし、怒りのように、接近をともなう場合もあれば引っ込みをともなう場合もあるという情動もあります。カリフォルニア州立大学の心理学者で、情動研究の権威でもあるRobert Thayerは、ポジティヴな情動とネガティヴな情動は「緊張・疲労」、「平静・活気」という2つの連続体の変動によっても説明できるという考えをもっています。緊張し疲労しているときはネガティヴな感情や気分や思考におちいり、平静で活気に満ちているときは、その結果としてポジティヴな感情が生じるという見解です。Robert Thayer, *The Origin of Everyday Moods* , New York: Oxford Press, 1996.（セイヤー『毎日を気分よく過ごすために』本明寛監訳　三田出版会　1997）

9. 研究者のPaul Ekmanは、驚き、幸せ、怒り、恐怖、嫌悪、悲しみという6つの基本的な情動があるという説を提唱しています。この説は、文字使用以前の文化を含む世界中の諸文化で、特定の表情が認識されるという、彼自身の発見にもとづいています。また研究者のSylvan Tompkinsは、驚き、興味、喜び、怒り、恐怖、嫌悪、恥、苦悶という8つの基本的な情動が存在すると提唱しています。情動の理論家の多くは、基本的な情動の組み合わせからなる二次的な情動の存在を仮定しています。Ekman and Davidson, *The Nature of Emotions*を参照してください。

10. R. J. Davidson, R. E. Wheeler and R. C. Doss, “Individual Differences in Anterior Brain Asymmetry and Fundamental Dimensions of Emotion”, *Journal of Personality and Social Psychology* 62 (1992): 676-87. Michael Gemarたちも、ネガティヴな情動で左前頭前野の活動性の低下が見られたと報告しています(M. C. Gemar, et al., “Effects

of Self-Generated Sad Mood on Regional Cerebral Activity: A PET Study in Normal Subjects", *Depression* 4 [1996]: 81-88)。

11. J. B. Henriques and R. J. Davidson, "Left Frontal Hypoactivation in Depression," *Journal of Abnormal Psychology* 100 (1991): 535~45. うつ病患者は左前頭前野の活動性が低いという所見は、PET（陽電子放射断層撮影法）を用いた研究でも示されています。"Cerebral Metabolic Rates for Glucose in Mood Disorders: Studies with Positron Emission Tomography and Fluorodeoxyglucose F 18", *Archives of General Psychiatry* 42 (1985): 243-50.

12. G. D. Jacobs and D. Snyder, "Frontal Brain Asymmetry Predicts Affective Style in Men", *Behavioral Neuroscience* 110 (1996): 3-6.

13. おもしろいことに、恍惚のような強い情動は、日常生活では稀なので、幸福にとってさほど重要ではありません。このことは強い情動は長続きしないという事実によっても説明できるかもしれません。重要な出来事に対する即座の情動反応は、時間の経過とともに消えていきます。したがって、情動的な出来事の喜びや苦しみは、より通常の情動に移行します。E. Diener and R. Larsen, "The Experience of Emotional Well Being", in *Handbook of Emotions*, ed. M. Lewis and J. M. Haviland, New York: Guilford Press, 1993.

14. 人間のポジティヴな情動の神経基盤を調べた研究が不足しているため、ポジティヴ情動やその主観的な状態に関与する特定の神経回路についてはほとんどわかっていません。幸せなときは情動に関与する脳領域の活動性が低下するという報告がいくつかありますが（M. S. George et al., "Brain Activity During Transient Sadness and Happiness in Healthy Women", *American Journal of Psychiatry* 152 [1995]: 341-51）、一方では、活動性が上がるという報告もあります（R. D. Lane et al., "Neuroanatomical Correlates of Happiness, Sadness, and Disgust", *American Journal of Psychiatry* 154 [1997]: 926-33）。

こうした研究では、被験者に幸せだった出来事を思い出してもらって、そのときの気持になってもらうという方法がとられる場合が多いのですが、それは実生活で実際に幸せを感じるのとはまったく違う可能性があります。実験者が同席する実験研究室で、人びとが実生活のように強い情動をあらわすことは少ないのですが、それは1つには、情動を誘発するために設定された呈示刺激が実生活の情動刺激と同じではないためです。また、幸せな気持になるように指示されてもうまくそれを誘発できない被験者もいるでしょうし、誘発された情動が被験者によってちがっていたり、情動の強さがちがっていたりする可能性もあります（幸せな気持といっても、満足感から多幸感まで幅があります）。

また、このような研究ではどんなベースラインや比較条件が適切かということについての合意もありません（比較条件としては、「中立的な」記憶について考えるように被験者に指示するという方法が一般にとられていますが、実際に中立的だとはかぎりません）。ベースラインの問題を複雑にしているのは、安静時のベースラインにお

いて、正常な状態で脳に入ってくるおびただしい感覚入力を抑えるために、脳がかなりのエネルギーを使っているという事実です（言いかえれば、意識のある安静時の脳の初期設定《デフォルト》のベースラインは、活動状態にあるのです）。注意を集中した状態では、感覚入力を抑制するために通常必要とされるエネルギーが減少するために、大脳皮質などの活動性が低下するという特徴があります。脳画像研究のベースライン条件の多くは、中立的な像や刺激への注意の集中を用いているので、活動性が低下したベースラインからの変化は、どんなものも、活性化をともなう可能性があります。こうした問題を検討した参考文献に、M. Rachael, “The Neural Correlates of Consciousness: An Analysis of Cognitive Skill Learning”, in *The New Cognitive Neurosciences*, ed. M. Gazzaniga (Cambridge, Mass.: MIT Press, 2000) があります。

ポジティヴ情動に対応する解剖学的構造についての研究結果に一貫性がなく、またポジティヴ情動に対応する神経回路がはっきりしないのは、ひょっとするとこのような方法上の問題のせいかもしれません。

リラクセーション反応などの心身テクニックは、ポジティヴな情動の状態を誘発しますが、きちんと統制された研究で、PETやfMRIを用いてリラクセーション反応が脳におよぼす影響を見たものはありません。しかし脳波や生理学的な方法を用いた研究から、リラクセーション反応が脳の活動性を低下させることが示唆されています。また、睡眠の研究では、低覚醒の状態が脳の活動性を低下させることが示されています。第9章で見るように、睡眠の第1段階はリラクセーション反応に似ているので、リラクセーション反応も〈太古の心〉の脳構造の活動性を低下させるのではないかと考えられます。また、注意の集中が脳構造の活動性を低下させるという事実から、反復性の心的刺激に注意を集中することによって快い情動の状態を誘発する、リラクセーション反応などの心身テクニックは、脳構造を不活性化させるのではないかということが示唆されます。たとえ恍惚状態であっても、その恍惚状態が注意の集中によるものであれば、脳の活動性の低下が起こっているのではないかと考えられます。

15. Richard Davidson and Nathan Fox, *Journal of Abnormal Psychology* 98 (1989): 127-31.

16. これらの所見は、Jerome Kaganがハーヴァード大学でおこなった乳幼児の気質に関する研究によります。Kaganの研究は、Daniel Golemanの著書*Emotional Intelligence*, New York: Bantam, 1995の “Temperament Is Not Destiny”という章（ゴールマン『EQ ― こころの知能指数』の第14章「気質は変えられる」）に、非常におもしろく、かつ読みやすく要約されています。

17. J. Leserman, et al., “Sexual and Physical Abuse History in a Gastroenterology Practice: How Types of Abuse Impact Health Status”, *Psychosomatic Medicine* 58 (1996): 4-15.

18. Richard Davidsonなどの科学者は、出生時に存在する脳の活動性のパターンが環境のストレス要因と相互作用するこのモデルを「ストレス脆弱性モデル」と呼んでいます。脳の活動性のパターンは、情動のスタイルや抑うつなどの障害に対する脆弱性

を大きくする素因を体現しますが、その脆弱性は、必須条件としての環境ストレスがなければ発現しないのかもしれません。このモデルは、生まれたときに存在する脳の活動性のパターンは、それだけでは、特定の情動スタイルを生じるのに十分ではなく、環境も一役買っていると考えます。

19. Golemanの著書*Emotional Intelligence* “Temperament Is Not Destiny” という章（ゴールマン『EQ — こころの知能指数』第14章「気質は変えられる」）を参照してください。

20. 抑うつ、パニック障害、恐怖症などの精神医学上の問題に対する薬物療法と認知行動療法の効果をメタ分析した研究によって、認知行動療法は少なくとも薬と同等の効果があり、場合によっては薬を上まわる効果があることがあきらかにされています。

21. S. Epstein, “Integration of the Cognitive and Psychodynamic Unconscious”, *American Psychologist* 44 (1994): 710-17.

22. Golemanは著書*Emotional Intelligence*（『EQ — 心の知能指数』）のなかで、抑うつの蔓延を示す 国際的なデータを引用していますが、それによると1900年以降、どの世代も、親の世代より抑うつのリスクが高くなっています。また、近年まで見られなかった子どもの抑うつが発生していることからもわかるとおり、抑うつの初発年齢も低下しています。R. NesseとC. Williamsは共著 *Why We Get Sick*, New York: New York Times Books, 1994（ネシー，ウィリアムズ『病気はなぜ、あるのか — 進化医学による新しい理解』長谷川眞理子ほか訳　新曜社　2001）のなかで、世界中の多様な5つの地域の9カ国で実施された39,000人分の調査データを引用していますが、それによるとどの国でも若い人たちは年上の世代よりも大うつ病［重症のうつ病］を経験する割合がはるかに高く、しかもその割合は、経済発展の程度が高い社会ほど高くなっています。

第5章

1. R. Leakey and R. Lewin, *Origins* (New York: E. P. Dutton, 1977).（リーキー，レーウィン『オリジン — 人はどこから来てどこへ行くか』岩本光雄訳　平凡社　1980）

2. 同上。

3. 同上。Leakeyが指摘しているように、先史時代の人間はテクノロジーをもたず、自然のなかでかろうじて生きていたと考えるなら、それは大変なことだったように思えます。しかし実際は、私たちの祖先は少なくとも数百万年にわたって、テクノロジー的には単純だが、地球上の優勢な種として浮上するのを可能にした、成功度の高い生きかたをしていたのです。その成功の理由の1つは、武器ではなく、動物の死骸あさりや食物の入手を可能にする道具の製作と使用でした。もう1つは、ほかの霊長類には見られない高度な協力と相互依存を必要とする狩猟採集の生活様式をとったことで、それが資源の利用を可能にしました。その生活様式が何百万年にもわたる進化の

一部だったことを考えると、狩猟採集生活は、私たちを人間にしているものに強い影響をおよぼした力であり、いわば消すことのできない遺伝子記憶なのです。
4. 同上。
5. 同上。
6. 古代の人間も、現代人と同様に、暴力行為や殺人と無縁ではありませんでした。*War Before Civilization* (New York: Oxford University Press, 1996) の著者、L. H. Kelleyは、およそ1万年前の考古学記録には、殺人を示す一貫した証拠はまったく見られないと述べています（初期人類の骨に見られる傷の多くは、殺人以外の原因によるものであり、豹の牙でついた傷など類似の特徴をもつ偶発的な外傷と区別がつかないことが、その後の調査研究で判明しています)。しかし34,000年から24,000年前のものとされるヨーロッパの初期現生人類の墓には、まれに暴力による死を示す証拠が見られるものがあります。また、エジプトで発見された12,000年から14,000年前の人骨は、戦闘があったことと、それが残虐なものであったことを示しています（男女および子どもの人骨59体のうち40パーセント以上は、投石の跡があるか、投石がめりこんでいます)。考古学的な証拠を見ると、過去5000年から1万年の考古学記録には、多数の地域において戦闘の痕跡が一貫してしるされています。
7. 同上。
8. 350万年前の最古の人類化石ルーシーを発見した人類学者のDon Johansenによれば、クロマニヨン人は、一般に信じられているような、つたない歩き方をする下等な人間などではなく、私たちのような人間でした。彼らはおそらく、複雑な思考をすることができ、宗教的信仰の萌芽があり、日常的に道具を使用し、精巧な文化をもっていたと考えられています。ネアンデルタール人は骨格が頑丈で、顔の特徴も原始的でしたが、彼らも人間でした。Johansenは次のように書いています。「ネアンデルタール人にビジネススーツを着せて地下鉄に乗せたらどうだとか、こうだとかいう話があるが、それは本当だ。もしそれが本当に実現しても、彼は人目を引かないだろう。彼は地下鉄の売り場で両替ができるだろうか？　トークンがわかるだろうか？　まちがいなくできる。もっと複雑なこともできる。彼はそうしたことを、ヨーロッパやアフリカやアジアのほぼ全域で、6万年あるいは10万年も前にしていたのだから」。D. Johansen and M. Edey, *Lucy: The Beginnings of Humankind* (New York: Simon & Schuster, 1981).
9. D. Chandler “Ancient Note Music as a Bridge Between the Species,” *The Boston Globe*, January 5, 2001.
10. クン族の暮らしは、私たちの祖先の暮らしとまったく同じだとは言えませんが、クン族は遠い先史時代の祖先の行動パターンと同じ行動パターンを示しています。また、クン族は協力的な生活様式をとっていますが、研究者のなかには、彼らが完全に平和的だとは考えていない人たちもいます。そのような研究者たちは、クン族が小規模な襲撃をしていることを示す証拠や、侵入してくるほかのバンドや遊牧民とのあいだに確執や殺人などのかかわりがあることを示す証拠をあげています。多くの社会で

は、構成員どうしは非常に協力的ですが、部外者に対しては非常に攻撃的、暴力的で、災害などで資源が枯渇しているときや、なわばりを拡大するときはとくにそうです。L. H. Kelley, *War Before Civilization* (New York: Oxford University Press, 1996) を参照のこと。

11. Leakey and Lewin, *Origins.*（リーキー，レーウィン『オリジン』）

12. Mihaly Csikszentmihalyi. *Flow: The Psychology of Optimal Experience* (New York: Harper and Row. 1991).（チクセントミハイ『フロー体験　喜びの現象学』

13. Abraham Maslow, *Religions. Values, and Peak Experiences* (New York: Viking, 1971)（マスロー『創造的人間 — 宗教・価値・至高経験』佐藤三郎、佐藤全弘訳　誠信書房　1972）およびToward a Psychology of Being (New York: Van Nostrand, 1968)（マスロー『完全なる人間 — 魂のめざすもの』上田吉一訳　誠信書房　1979）

14. 古代の精神状態がもっとも発達し、一風変わったかたちをとったものは、古代ヒンドゥから現代のヨーロッパ、聖書からコーランにいたる秘教的な宗教において、神秘体験と呼ばれてきました。この意識状態は、〈考える心〉にもとづいた通常の自己意識とは質的に異なっています。神秘と呼ばれているのは、言語や合理性や〈考える心〉のおよぶ範囲を超えたところにあるためです。個人の意識が、自己よりもはるかに広大な、「普遍的」と感じられる何かと融合して感じられます。多くの宗教の神秘家が教えてきたように、この一体化の感覚が、人生に活気をもたらす永遠の充足感を生じさせるのです。

15. 詩人で科学者のEdmund Carpenterは75年前に、この神秘的な意識状態を次のように描写しています。

> 厳然たる科学的事実のなかでも、私の知るかぎり、思考を抑制すると思考の下ないしは奥にある、通常の思考とは性質や特徴が異なる意識の領域に入るという事実ほど、強固で根本的なものはない——それは普遍に類した性質の意識であり、私たちが慣れ親しんでいる自己よりもはるかに広大な自己の具現である。日常生活で慣れ親しんでいる通常の意識は、局所的な小さい自己にもとづいており、実際に小さい局所的な意味の自己意識であるから、そこから抜け出るということは、通常の自己と通常の世界を捨てるということである。それは、通常の意味では捨てることだが、別の意味では、目を覚まして「私」を、すなわち宇宙やほかのあらゆる存在に広がるもっとも本質的でリアルな自己を見いだすということである——山も海も星も自分の身体の一部であり、自分の魂はあらゆる生きものの魂と触れあっているということを見いだすのだ。あまりにも偉大ですばらしい体験なので、これを前にすると、ささいな疑念や疑問は消え去るだろう。無数の事例からあきらかなように、一度体験しただけで、その後の生活や世界観が根本的に変わってしまうのである（J. White, *The Highest State of Consciousness* [New York: Doubleday, 1972]に引用された部分）。

16. 畏怖は、フローやピーク体験や神秘体験のような、強力なポジティヴ情動の状態と関連しているため、情動の研究者が研究対象にする例が増えています。Gareth Cook, "Seeing How the Spirit Moves Us", *The Boston Globe*, December 6, 2000。
17. A. Luks, *The Healing Power of Doing Good: The Health and Spiritual Benefits of Helping Others* (New York: Fawcett Columbine, 1991).
18. Cook, "Seeirng How the Spirit Moves Us".
19. 生物がたがいに助けあいや協力や分かちあいをし、自分を犠牲にさえする条件を解明したいという意欲から、近年の進化心理学の重要な進歩が生じました。かつて生物は、利己的であれば生存の可能性が高くなるため利己的にデザインされており、利他主義が進化するのはむずかしいと考えられていましたが、進化心理学によって、利他主義や協力が利己性と同様に自然であることが見いだされたのです。自分を危険にさらしてほかの個体を助ける生物はたくさんいます(人間は、わが身の危険をかえりみずに自分の子どもやほかの人を助け、チンパンジーは闘いでほかの個体を助けます。吸血コウモリは吸いとった血を、それが必要なほかのコウモリに分けあたえ、リスは、捕食者の注意が自分に向かう可能性があっても、捕食者の存在をほかのリスに知らせる警戒音を発します)。自分の命を危険にさらせば繁殖に成功する見込みは低くなるはずなのに、なぜそのようなデザインが進化の過程で選択されたのでしょうか?

利他的行動はその個体の親族や血縁者、あるいは非血縁者の適応度ないしは繁殖成功度を高め、したがってその種の適応度を高める、というのがその答です。また非血縁者に恩恵を分配すれば、恩恵がお返しとして戻ってくる見込みが高くなります。たとえば、非血縁者のあいだで食物資源をプールすれば、飢饉のときに飢える可能性が下がります。したがって食物の分けあいは、一種の社会的義務とみなすことができます。食物を受けとった者は、いつかお返しをする義務をみずからに課すことになります。古代の生活では食物の獲得は不可欠だったので(私たちの祖先は食物探しに、ほかのどんな活動よりも多くの時間をかけていました)、食物の分けあいのような行動は、古代の生活や進化に決定的に重要な影響をおよぼしたと思われます。狩猟は運に左右される、ばらつきの大きな活動で——ある週はうまくいったが、翌週はさっぱりということもあったでしょうから——協力や利他主義の進化にとりわけ重要な影響力をおよぼしたでしょう。また、食物はすぐに腐るので、動物の肉は、1人のハンターが消費しきれる量をはるかに上まわったでしょう。このような理由から、狩猟は分配をうながしました。L. Cosmides and J. Tooby, "Cognitive Adaptations for Social Exchange," *in The Adapted Mind: Evolutionary Psychology and the Generation of Culture*, ed. J. Barkow, L. Cosmides, and J. Tooby, (New York: Oxford University Press, 1992).

利他的行動は、集団のメンバーが好意をやりとりする互恵的利他行動につながる道徳性の基盤にもなったと思われます。そのような行為は、生存を支えるうえで大きな価値があり、また共感や信頼の能力にもつながったことでしょう。J. Barkow, "Happiness in Evolutionary Perspective", in *Uniting Psychology and Biology*, ed. N.

Segal, G. Weisfeld, and C. Weisfeld (Washington, D.C.: American Psychological Association, 1997)。

協力は異なる種のあいだや、友情がない場合でも成立します。第一次世界大戦中の塹壕戦のなかで生じた協調のシステムは、敵どうしのあいだでも協力関係ができることを実証しています。このシステムは、上級将校たちがやめさせようと努力したにもかかわらず、風土病のようにひろまりました。戦闘や、殺すか殺されるかという軍隊の論理に、情動が影響をおよぼしたのです。R. Axelrod, *The Evolution of Cooperation*, New York: Basic Books, 1984（アクセルロッド『つきあい方の科学 ― バクテリアから国際関係まで』松田裕之訳　ミネルヴァ書房　1998）。

20. Cook, "Seeing How the Spirit Moves Us".

第6章

1. Herbert Benson、Eileen Stuartおよびハーヴァード医科大学・心身医学研究所スタッフの共著、*The Wellness Book* (New York: Fireside, 1992)によれば、一般に悲観的な自動思考は、次にあげるような、よく見られる認知のゆがみを起こします。

・全か無かの思考：ストレスのかかる状況を、白か黒かというカテゴリーで評価する傾向。オールAの学生が初めてBをつけられて「これで落第生になってしまった」と思い込んでしまう、など。このタイプの思考は、完全主義にもとづいていることが多い。

・過度の一般化：たった1つのネガティヴな出来事を、一貫した敗けパターンの一部とみなす。

・心のフィルター：ある状況のネガティヴな細部をとりあげて、そのことばかりをくよくよと考え、状況全体をネガティヴに受けとめる。

・ポジティヴな面を考慮しない：ポジティヴないしは中立的な体験を、ネガティヴな体験に転換する傾向。たとえば人にほめられて、「本気で言っているのではない」と考える、など。

・結論にとびつく：事実にあわない最悪の結論を出す傾向をともなう。人の心をおしはかり、人が自分のことを悪く思っていると、事実に反して思い込んだり、何かがネガティヴな結果に終わると、根拠もなく予想したりする場合もある。

・拡大：ネガティヴな出来事の重要性を誇張する。

・「べき」陳述：プレッシャーのもとになり、そのとおりにできないと挫折感が生じたりする。

・個人化と非難：ネガティヴな出来事に対して、根拠なしに責任を感じる。あるいは、ネガティヴな出来事に対して根拠なしに人を責める。

2. David Burns, *The Feeling Good Handbook* (New York: Plume, 1989)（バーンズ『いやな気分よ、さようなら ― 自分で学ぶ「抑うつ」克服法』野村総一郎ほか訳　星和書店　1990）。認知再構築法のくわしい「ワークブック」としては、D. Greenberger

and C. Padesky, *Mind over Mood: A Cognitive Therapy Treatment Manual for Clients* (New York: The Guilford Press, 1995)（グリーンバーガー、パデスキー『うつと不安の認知療法練習帳』大野裕監訳　岩坂彰訳　創元社　2001）があります。

3. 認知再構築法は、ペンシルヴェニア大学のAaron Beckが1960年代初期に、抑うつに対する体系的な短期間の現在指向の療法として開発したものです。ベックは、患者の気分や行動に影響をおよぼすゆがんだ思考や機能不全の思考が、すべての感情障害に共通していると提唱しました。そのほかにも、Albert Ellisの合理情動療法、Don Meichenbaumの認知行動修正、David Burnsの認知再構築法などさまざまな認知再構築法が開発されています。

4. 抑うつに対する認知再構築の有効性を簡潔にまとめた総説としては、Aaron Beck "Cognitive Therapy: Past, Present, and Future", *Journal of Consulting and Clinical Psychology* 61 (1993): 194-98があります。

5. 認知再構築を適用して成功した、さまざまな障害を包括的にまとめた文献としては、Judy Beck, *Cognitive Therapy: Basics and Beyond* (New York: The Guilford Press, 1995)（ベック『認知療法実践ガイド — 基礎から応用まで』伊藤絵美ほか訳　星和書店　2004）があります。

6. 同上。

第7章

1. 自己のモノローグが認知的であるのに対し、姿勢や信念は情動的、動機的な要素を本来的にもっています。実際、一部の心理学者は、「私たちは楽観主義や利他主義を感じ、その感情が私たちを動機づける」というふうに、姿勢や信念を気分や感情として概念化していますが、それは姿勢や信念に情動的なおもむきがあるためです。C. Peterson, "The Future of Optimism", *American Psychologist* 55 (2000): 44-55を参照のこと。

　姿勢や信念は、内部のモノローグの親戚ととらえることもできますが、ほかにも重要な違いがあります。第一に、姿勢や信念のほうが無意識的です――いわば、世界を見るときに通すフィルターのようなものです。そのフィルターは内部のモノローグに影響をおよぼしますが、内部のモノローグほどには意識されません。たとえば、「転職は気が進まない」といった、ネガティヴな自動思考について考えてみましょう。意識にのぼるこのような自動思考は、「変化はこわい」といった無意識の信念が根底にあるために、その結果として生じたのかもしれません。あとでとりあげますが、この例のような無意識の信念は、ストレスに満ちた思考や情動を誘発する場合があります。第二に姿勢や信念のほうが、内部のモノローグよりも古くから存在しています。研究者のなかには、自己意識的な思考は、心の進化の新しい段階で発達したものらしいという見解をもっている人たちがいますが、考古学上の証拠は、古代の人間がそれより何万年も前に信念をもつ能力を見せていたことを示しています。

2. Richard Davidsonがthe 2000 Wisconsin Symposium on Emotion（「情動に関するウィスコンシン・シンポジウム2000」）でおこなった講演The Neurobiology of Positive Emotion（「ポジティヴ情動の神経生物学」）による。
3. Lionel Tiger, *Optimism: The Biology of Hope* (New York: Simon & Schuster, 1979).
4. M. E. P. Seligman, *Learned Optimism* (New York: Knopf, 1991).（セリグマン『オプティミストはなぜ成功するか』山村宣子訳　講談社　1991）
5. 同上。
6. T. Monmaney, "'Have a Nice Day' May Translate to a Nicer Life", *The Boston Globe*, January 4, 2000.
7. C. Peterson and Bossio, *Health and Optimism* (New York: The Free Press,1991). Seligman, *Learned Optimism*（『オプティミストはなぜ成功するか』）も参照のこと。
8. Peterson, "The Future of Optimism."
9. Seligman, *Learned Optimism.*（『オプティミストはなぜ成功するか』）
10. Peterson et al., *Learned Helplessness: A Theory for the Age of Personal Control* (New York: Oxford University Press, 1993).（ピーターソンほか『学習性無力感 — パーソナル・コントロールの時代をひらく理論』津田彰監訳　二瓶社　2000）
11. Seligman, *Learned Optimism.*（『オプティミストはなぜ成功するか』）
12. Peterson, "The Future of Optimism".
13. Peterson et al., *Learned Helplessness.*（『学習性無力感』）
14. S. C. Segerstrom et al., "Optimism Is Associated with Mood, Coping, and Immune Change in Response to Stress", *Journal of Personality and Social Psychology* 74 (1998): 1646-55.
15. Monmaney, " 'Have a Nice Day' May Translate to a Nicer Life".
16. 怒りと健康の関係は、R. Williams and V. Williams, *Anger Kills* (New York: Random House, 1993).（ウィリアムズ、ウィリアムズ『怒りのセルフコントロール』岩坂彰訳　創元社　1995）に、もっともよくまとめられています。
17. 同上。
18. 同上。
19. Brent Hafen et al., *Mind/Body Health* (Boston: Allyn and Bacon, 1996).
20. 同上。
21. Robert Ornstein and David Sobel, *Healthy Pleasures* (Reading, Mass.: Addison-Wesley, 1989).（オーンスタイン，ソーベル『ヘルシー・プレジャー — 病は気から』大島清訳　TBSブリタニカ　1991）
22. Williams and Williams, *Anger Kills.*（『怒りのセルフコントロール』）
23. J. C. Barefoot et al., "Suspiciousness, Health, and Mortality: A Follow-Up Study of 500 Older Adults," *Psychosomatic Medicine* 49 (1987): 450-57.
24. E. V. Nunes et al., "Psychological Treatment for the Type A Behavior Pattern and for Coronary Artery Disease: A Meta-analysis of the Literature", *Psychosomatic*

Medicine 48 (1987): 159-73.
25. M. W. Ketterer "Secondary Prevention of Ischemic Heart Disease: The Case for Aggressive Behavioral Monitoring and Intervention", *Psychosomatics* 34 (1993): 478-84.
26. ユーモアが心身におよぼす影響について検討している文献として、David Sobel and Robert Ornstein, *The Healthy Mind, Healthy Body Handbook* (LOS Altos, Calif.: DRx, 1996)があげられます。
27. R. A. Martin and J. P. Dobbin, "Sense of Humor, Hassles, and Immunoglobulin A: Evidence for a Stress-Moderating Effect of Humor", *International Journal of Psychiatric Medicine* 18 (1988): 93-105.
28. P. Salovey et al., "Emotional States and Physical Health", *American Psychologist* 55 (2000): 110-21.
29. ポジティヴな錯覚についてはShelley Taylor, *Positive Illusions* (New York: Basic Books, 1989).（テイラー『それでも人は、楽天的な方がいい』宮崎茂子訳　日本教文社　1998）にくわしいまとめがあります。
30. 同上。
31. W. B. Cannon, "'Voodoo' Death," *American Anthropologist* 44 (1942): 169-81.
32. プラシーボ効果について総合的に検討した文献としては、以下のものがあります。H. Beecher, "The Powerful Placebo", *Journal of the American Medical Association* 159 (1955): 1602-6; H. Benson, "The Placebo Effect," *Journal of the American Medical Association* 232 (1975): 1225-27; A. K. Shapiro, "Placebo Effects in Medicine, Psychotherapy, and Psycho-analysis", in A. Bergin and S. Garfield eds., *Handbook of Psychotherapy and Behavior Change* (New York: Wiley and Sons, 1971).
33. Beecher, "The Powerful Placebo".
34. S. Wolf. "Effects of Suggestion and Conditioning on the Action of Chemical Agents in Human Subjects: The Pharmacology of Placebos", *Journal of Clinical Investigation* 29 (1950): 100-109.
35. R. Lazarus, "The Costs and Benefits of Denial", in S. Benitz, ed, *Denial of Stress* (New York: International Universities Press, 1983).
36. Jean Piaget, *The Child's Conception of the World* (New York: Littlefield Adams, 1990).
37. Harold Koenig, Michael McCullough, and David Larson, *Handbook of Religion and Health* (New York: Oxford University Press, 2001).
38. D. Myers, "The Funds, Friends, and Faith of Happy People," *American Psychologist* 55 (2000): 56-57.
39. J. W. Yates et al "Religion in Patients with Advanced Cancer", *Medical and Pediatric Oncology* 9 (1981): 121-28.
40. Koenig, et al., *Handbook of Religion and Health*.

41. Herbert Benson, *Timeless Healing* (New York: Scribner, 1996). （ベンソン、スターク『リメンバー・ウェルネス ― 医学がとらえた癒しの法則』上野圭一監訳　星野敦子訳　翔泳社　1997）

第 8 章

1. S. Maddi and S. Kobasa, *The Hardy Executive: Health Under Stress* (Chicago: Dorsey Professional Books, 1984).
2. J. W. Pennebaker et al., "Lack of Control as a Determinant of Perceived Physical Symptoms," *Journal of Personality and Social Psychology* 35(1977): 167-74.
3. M. E. P. Seligman, *Learned Optimism* (New York: Knopf, 1991). （『オプティミストはなぜ成功するか』）
4. E. J. Langer and J. Rodin, "The Effects of Choice and Enhanced Personal Responsibility: A Field Experiment in an Institutional Setting," *Journal of Personality and Social Psychology* 34 (1976): 191-98.
5. Allan Luks, *The Healing Power of Doing Good: The Health and Spiritual Benefits of Helping Others* (New York: Fawcett Columbine, 1991).
6. J. House et al., "The Association of Social Relationships and Activities with Mortality", *American Journal of Epidemiology* 116 (1982): 123-40.
7. David Sobel and Robert Ornstein, *The Healing Brain* (New York: Touchstone, 1987). （オーンスタイン，ソーブル『脳と健康』鈴木賢英訳　東京図書　1990）（改題『心の治癒力』1995）
8. アメリカでは、5人に1人は毎年住まいが変わり、5年間で半数近くの人が転居します。B. Hafen et al., *Mind/Body Health* (Boston: Allyn and Bacon, 1996) を参照のこと。
9. アメリカでは、1人暮らしの人が1950年から1980年のあいだにほぼ400％増加し、離婚率も過去数年間にかなり上昇し、未婚の傾向も高くなっています。同上。
10. 社会的支援が健康におよぼす効果をまとめた文献には、Sobel and Ornstein, *The Healing Brain*（『脳と健康』）があります。
11. P. Salovey et al., "Emotional States and Physical Health", *American Psychologist* 55 (2000): 110-21.
12. J. House et al., "Social Relationships and Health", *Science*, July 29, 1988.
13. H. Koenig, M. McCullough, and D. Larson, *Handbook of Religion and Health* (New York: Oxford University Press, 2001).
14. D. Spiegal et al., "Effect of Psychosocial Treatment on Survival of Patient with Metastatic Breast Cancer", *Lancet* 2(1989): 888-91
15. S. Cohen et al., "Social Ties and Susceptibility to the Common Cold", *Journal of the American Medical Association*, June 1997, 1940-45.

16. M. A. Davis, "Living Arrangements and Survival Among Middle-Aged and Older Adults in the NHANES I Epidemiologic Follow-Up Study", *American Journal of Public Health*, March 1992, 401-6.
17. W. Ruberman et al., "Psychosocial Influences on Mortality After Myocardial Infarction", *New England Journal of Medicine* 311 (1984): 552-59.
18. J. K. Kiecolt-Glaser et al., "Psychosocial Modifiers of Immunocompetence in Medical Students", *Psychosomatic Medicine* 46 (1984): 7-14.
19. House et al., "Social Relationships and Health".
20. 同上。
21. J. Kiecolt-Glaser et al., "Negative Behavior During Marital Conflict as Associated with Immunological Down-Regulation", *Psychosomatic Medicine* 55 (1993): 395-409.
22. J. Lynch, *The Broken Heart: The Medical Consequences of Loneliness* (New York: Basic Books, 1977).
23. A. Kraus and R. Lilienfeld, "Some Epidemiologic Aspects of the High Mortality Rate in the Young Widowed Group", *Journal of Chronic Diseases* 10 (1959): 207-17.
24. M. G. Marmot et al., "Epidemiologic Studies of Heart Disease and Stroke in Japanese Men Living in Japan, Hawaii, and California: Prevalence of Coronary and Hypertensive Heart Disease and Associated Risk Factors", *American Journal of Epidemiology* 102 (1975): 514-25.
25. James Pennebaker, *Opening Up: The Healing Power of Confiding in Others* (New York: William Morrow, 1990). (ペネベーカー『オープニングアップ — 秘密の告白と心身の健康』余語真夫監訳　北大路書房　2000)
26. Sobel and Ornstein, *The Healing Brain*. (『脳と健康』)

第9章

1. T. Wehr, "A Clock For All Seasons", in R. Buijs, et al., *Progress in Brain Research* 11 (1996): 321-41.
2. I. Kutz, J. Borysenko, and H. Benson, "Meditation and Psychotherapy: A Rationale for the Integration of Dynamic Psychotherapy, the Relaxation Response, and Mindfulness Meditation", *American Journal of Psychiatry* 142 (1985): 1-8.　一次過程の思考は感情、イメージ、直観が用いられる、受容的なモードの精神機能です。一次過程の思考の柔軟性には、情報をより直観的に結びつける非線形的な情報の統合が関係しています。一次過程の思考の特徴である受容性は、無意識の情動刺激へのアクセスを容易にします。深いリラクセーション状態が活力をもたらすのは、気づきにいたるのを妨げられて無意識のストレス反応を作動させている、無意識の情動刺激にアクセスし、それを解放することを可能にするからなのかもしれません。リラクセーション反応中に起こる無意識の情動刺激の解放は、しばしばイメージや感情のかたちをとり

ます。ふだんとは違うこの受容的な状態は、無意識の感情や情動が、イメージやシンボルや形態（ゲシュタルト）を媒介として自然にわきあがっている状態に相当すると考えられています。A. M. Green, "Brain Wave Training, Imagery, Creativity, and Integrative Experiments", *Proceedings of the Biofeedback Research Society* (Denver, Colo.: 1974) を参照のこと。

3. 私はこれまで、2001年11月に東京で開催された日本自律訓練学会第24回大会の「リラクセーション反応と自律訓練法の治療効果を成立させている中枢神経系のメカニズム」と題する基調講演を含むいくつかの講演や、いくつかの論文、たとえば"The Effects of Short-Term Flotation Rest on Relaxation: A Controlled Study" (G. D. Jacobs, R. Heilbronner, and J. Stanley, *Health Psychology* 3 [1984]: 99-112) や、1985年にマニトバ大学および国際REST（刺激制限療法） 研究者協会よりJohn P. Zubek記念賞 を受賞した "An Analysis of Cortical and Subcortical Processes Involved in Stress and Self-Regulation in the Human Nervous System from an Environmental Stimulation Perspective"のなかで、深いリラクセーション状態における無意識の情動的情報の解放という概念について議論してきました。この概念については、それ以前にも、K. Pelletier およびC. Garfield (*Consciousness: East and West* [New York: Harper & Row, 1975])、自律訓練法と呼ばれるリラクセーション法の臨床的効果を研究したドイツの精神科医Wolfgang Luthe (W. Luthe, *Autogenic Training* [New York: Grune and Stratton, 1965])、Lours West (cited m Daniel Schacter "The Hypnagogic State: A Critical Review of the Literature", *Psychological Bulletin* 83 [1976]:452-81) など、数人の研究者が記述しています。

Lutheは深いリラクセーション時の神経生理学的な変化を、次のように説明しています。「脳制御的な自己調整メカニズムが能動的に関与して、脳のさまざまな部位からインパルスが放出される。このような解放にかかわるのは、蓄積された不安材料に関係する皮質、皮質下、脳幹のメカニズムである」。また、自律訓練の目標は、「皮質下の過程に敏感になるために、皮質と間脳の相互関係を修正して、生理的な静止状態を達成する」ことだと述べています。

Westの理論のかなめは、脳に入ってくるおびただしい量の情報のとりまとめと抑制を網様体が担当していること、その抑制にエネルギーを必要とするということです。感覚入力が低下した状態では、網様体は意識にのぼるのを抑制する必要があるほどの刺激を受けとりません。その結果として、通常なら抑制される感覚情報が抑制から解放されます。

4. Kutz, Borysenko, and Benson, "Meditation and Psychotherapy"。フロイトは、自由連想法で患者の心をリラックスさせて、無意識の刺激を意識にのぼらせようとしました。彼は自由連想を、カタルシスを達成する――「抑圧された」恐怖や感情を意識にのぼらせ、不安を解放する――ための中軸ととらえていました。

5. T. Budzynski, "Biofeedback and Twilight States of Consciousness", in G. Schwartz and D. Shapiro, eds., *Consciousness and Self-Regulation*, vol. I (New York: Plenum,

1976).

6. 入眠状態に関する研究を包括的に検討した文献に、Schacterの “The Hypnagogic State” があります。Schacterのまとめによると、入眠状態は、「人格とは別の機構で働く、一種の思考ないしは知能」、「通常は気づかれないものごとが意識にのぼる」状態、あるいは「意識的プロセスと無意識的プロセスとの対話」と説明されています。

7. 第一段階の睡眠相は真の睡眠とはみなされていませんが、それは容易に目覚め、外部環境に対する意識も失なわれていないためです。実際、第一段階から目覚めると、たいていの人は眠っていなかったと主張しますが、第一段階では、直線的な思考の流れは失われ、入眠時心象を経験します。また網様体と視床の活動性が低下していることからわかるように、〈太古の心〉の覚醒レベルがかなり下がっています。

8. 夢想中の感情やアイディアやイメージの自由な働きは、問題の解決法を直観的に把握するうえできわめて重要と考えられます。直観や第六感から創造的な洞察が生まれることもあるので、夢想は、〈太古の心〉の直観的なプロセスを通して問題を解決したり、洞察を得たりするための仕組みなのかもしれません。また私たちは、入眠時心象を意識するように教えられていないので、夢想状態にあるとき、心象を気にとめません。入眠時心象を憶えておくのも、直後にメモでもしないかぎりはむずかしいでしょう。しかし研究によれば、被験者が夢想状態に入ったときに起こして、そのときの心象を言葉にしたり書きとめたりしてもらうという方法で、入眠時心象を観察する訓練ができます。入眠時心象を自覚できるようになるには、眠ってしまわない程度の覚醒を維持することも必要です。訓練によって、そうした深いリラクセーション状態にあるときに生じる心象を意識できるようになった人は、情動に満ちたイメージやシンボルについて語るようになるでしょう。夢想をしばしば経験すると、夢想状態の結果として、問題の解決法や新しいアイディアを得られる可能性も高くなるかもしれません。

9. H. Benson and M. Klipper, *The Relaxation Response* (New York: Avon, 1976). （ベンソン、クリッパー『リラクセーション反応』中尾睦宏ほか訳　星和書店　2001）

10. 心理学者のRobert Levensonは、「代謝要求を超える生理的覚醒」という概念を用いて、精神的ストレスの有害な作用を説明しています。人がランニングをすると、ランニングによって生じる生理的覚醒レベルの上昇に応じた代謝要求の増加が生じます。もし、その人がじっと座っているときに、ランニングをしているときと同レベルの生理的活性が生じたとすると、覚醒が代謝要求を上まわってしまうでしょう。これと同様に、ストレスに対して逃走ないしは闘争をともなう反応をするときは、覚醒レベルと代謝要求がつりあっていますが、ストレス反応に実際の逃走や闘争がともなわなければ、生理的覚醒と代謝要求がつりあわないため、生理的圧力がどんどん高まったまま解放されません。この圧力が心身を緊張させ、精神的、生理的なダメージを招きます。Levensonは、これを散水用のホースにたとえています。ホースに入ってくる勢いと同じ勢いで水が出ていくかぎり、水圧がいくら高くても、ホースはダメージを受けずに機能します。しかし水が流れ込むだけで放出されなければ、圧力がどんど

ん上がってついにホースは破損してしまいます。R. W. Levenson "Emotional Control Variation and Consequences", in *The Nature of Emotion*, ed, Paul Ekman and Richard Davidson (New York: Oxford University Press, 1994).

心理学者のRobert Thayerは、この「代謝要求を超える生理的覚醒」の過程を嫌気性のエネルギー代謝（酸素を使わないエネルギー代謝）になぞらえています。Thayerは、運動をともなわない筋の緊張と不規則な浅い呼吸を特徴とするストレスやネガティヴな情動（不安、いらいらなど）は、嫌気性のエネルギー代謝と呼ばれるプロセスを通して生理的覚醒を引き起こすのではないかと示唆しています。嫌気性代謝は、組織に蓄えられたエネルギーをできるだけすみやかにとりだして筋肉に供給するためのシステムですが、これも高い筋緊張を特徴としており、結果として乳酸の産生量の急激な増加と、エネルギー供給の減少を招きます。嫌気性のエネルギー代謝は非効率的なエネルギー供給システムなので、疲労を生じます。乳酸が増加すると血中の乳酸値も上がるのではないかと思われますが、血中の乳酸値の上昇は不安と関係している可能性があります。

11. バイオフィードバックは、頭痛、不安、レイノー病、高血圧、歯ぎしり、喘息、慢性疼痛、不眠症、失禁、筋疾患など、さまざまな症状を治療するために用いられています。Daniel Goleman and Joel Gurin ed., *Mind/Body Medicine* (New York: Consumer Reports Books, 1993) の"Biofeedback: Using the Body's Signals" と題する章（Mark and Nancy Schwartz著）に、バイオフィードバックの臨床応用や研究利用についてのすぐれたまとめがあります。

12. リラクセーション反応の治療効果についてまとめた文献として、H. Benson and E. Stuart, eds., *The Wellness Book* (New York: Fireside, 1992)があります。

13. G. D. Jacobs, H. Benson, and R. Friedman, "Topographic EEG Mapping of the Relaxation Response", *Biofeedback and Self-Regulation* 21 (1996): 121-129.

14. リラクセーション反応にともなう脳波の変化をまとめた文献として、M. A. West. "Meditation and the EEG", *Psychological medicine* 10 (1980): 369-75があります。

15. G. D. Jacobs and J. F. Lubar, "Spectral Analysis of the Central Nervous System Effects of the Relaxation Response Elicited by Autogenic Training", *Behavioral Medicine* 15 (1989): 125-32.

16. 数人の研究者が、リラクセーション反応は第一段階睡眠と同じようなものではないかと提言しています（West, "Meditation and the EEG" を参照)。リラクセーション反応中にはアルファ波とシータ波が生じるが、アルファ波とシータ波は第一段階の睡眠の前と最中に見られるおもな脳波形なので、リラクセーション反応中の脳波の変化は静かな覚醒状態や、第一段階睡眠のはじまりや、入眠状態——すなわち覚醒から睡眠へ移行するときの現象——と一致している、という結論を導きだしたのです。実際、リラクセーション反応を実践している最中の人の脳波を調べた睡眠の研究者たちは、第一段階の睡眠が高い割合で見られたと指摘しています。したがってリラクセーション反応中に見られる深いリラクセーションは、実は、第一段階の睡眠がみごとに維持

された状態なのかもしれません。リラクセーション反応においては、その状態が意識的に誘導され、眠りにおちいることなく維持されます。この意味で、リラクセーション反応とは、覚醒と睡眠のあいだで一時停止ないしは「凍結」した状態に相当するのではないかと思われます。また、リラクセーション反応は第一段階の睡眠に似ているようなので、おそらくは第一段階の睡眠と同様に、網様体と視床の活動性を低下することによって〈古代の心〉の覚醒が低下しているものと考えられますが、もしそうであれば、それは脳の深いリラクセーション状態と整合します。

17. 瞑想がもつ神経生理学的な効果を徹底的に考察した文献として、Robert Ornstein の名著 *The Psychology of Consciousness* (San Francisco: W. H. Freeman, 1972) 、およびKenneth Pelletier and Charles Garfield, *Consciousness: East and West* (New York: Harper and Row. 1975) があります。

18. 人間の睡眠／覚醒のリズムに特徴的な強い午睡の性向があるという決定的な証拠は、1986年のScott Campbellの研究によって初めて示されました。Campbellは、人間の睡眠が二相性であり、長い夜間の睡眠と、夜間睡眠のまんなかからおよそ12時間後にはじまる短い（1、2時間の）午睡からなっていることを見いだしました。午後に昼寝に向かわせる力がかかることは、午後に眠気が増加するという事実からもわかります。午後には眠気が増加し、それと一致して、眠気に関連する事故も増加します。実際、すべての死因をあわせた死亡数を見ると、夜間のピークに次ぐ第二のピークが午後に見られますが、これはおそらく眠気に関連する事故からくるものでしょう。昼寝に関する科学的な所見については、D. Dingers and R. Broughton, eds., *Sleep and Alertness: Chronobiological, Behavioral, and Medical Aspects of Napping* (New York: Raven Press, 1989)を参照してください。

19. T. Wang et al., "Responses of Natural Killer Cell Activity to Acute Laboratory Stressors in Healthy Men at Different Times of Day", *Health Psychology* 17 (1998): 428-35.

20. 脳機能画像法で見ると、熟睡中は、覚醒時や夢見の睡眠時と比べて、全脳エネルギー代謝、全脳血流量、血流速度が減少します。そしてその減少は、少なくともエネルギー代謝については、眠りが深くなるにつれて進行します。熟睡中の不活性化は脳幹、網様体、視床、辺縁系、前頭前皮質に見られます。夢見の睡眠時の全脳エネルギー代謝は覚醒時と同等、あるいはそれを上まわります。睡眠の神経基盤についてまとめた文献には以下のものがあります。P. Maquet, "Functional Neuroimaging of Normal Human Sleep by Positron Emission Tomography", *Journal of Sleep Research* 9 (2000): 207-31; J. A. Hobson, E. F. Pace-Schott, and R. Stickgold, "Consciousness: Its Vicissitudes in Waking and Sleep", in *The New Cognitive Neurosciences*, ed. M. Gazzaniga (Cambridge, Mass.: Bradford Press, 2000).

21. Hobson, Pace-Schott, and Stickgold, "Consciousness: Its Vicissitudes in Waking and Sleep".

22. 私自身の研究で、不眠症の人はよく眠れる人に比べて、睡眠の初期段階に入る前

と初期段階の脳波が速いという所見が出ています。G. D. Jacobs, H. Benson, and R. Friedman, "Home-Based Central Nervous Assessment of a Multifactor Behavioral Intervention for Chronic Sleep-Onset Insomnia", *Behavior Therapy* 24 (1993): 159-74. また、不眠症の人は夢見の睡眠中の脳波が速いという所見も、ほかの研究者によって示されています。これらの所見は、不眠症の人がなかなか眠れないのは、1つには、脳が活性化しすぎているためだということを示しています。不眠症のくわしい検討や、ストレスが睡眠におよぼす影響や、有効性が立証されている、薬を使わない不眠症対策のプログラムについては、私の前著*Say Good Night to Insomnia* (New York: Henry Holt, 1999)を参照してください。

第10章

1. H. Benson et al., "Three Case Reports of the Metabolic and EEG Changes During Advanced Buddhist Meditation Techniques", *Behavioral Medicine* (Summer 1990): 1690-95.
2. 1936年のある研究で、たとえば豹に襲われるイメージのほうが、草を食べている羊の群れのイメージよりも心拍数、呼吸数、皮膚の発汗を大きく増加させることがわかりました。P. Lang, "A Bio-Informational Theory of Emotional Imagery", *Psychophysiology* 16 (1979): 495-512に、この研究を含む情動的イメージの研究についてのまとめがあります。E. Di Giusto and N. Bond, "Imagery and the Autonomic Nervous System: Some Methodological Issues", *Perceptual and Motor Skills* 48 (1979): 427-38も参照のこと。
3. Edmund Jacobsen, *Progressive Relaxation* (Chicago: University of Chicago Press, 1938).
4. この研究では、46人の女性を対象に、恐ろしいイメージと中立的なイメージを思い浮かべたときの生理的な反応を調べました。各被験者は実験者と一緒に、個人的な怖い話題と中立的な話題をもとにした、50語の原稿をそれぞれ作ります。実験では、まず原稿を読みあげて被験者に聞かせ、次にその内容を視覚化してもらいました。すると原稿を聞いているときは、生理的な変化は何も見られなかったのに対し、原稿の内容を視覚化しているときは、心拍数と皮膚の電気伝導が有意に増加しました。Lang, "A Bio-Informational Theory of Emotional Imagery" を参照のこと。
5. G. E. Schwartz, L. Ahern, and S. L. Brown, "Lateralized Facial Muscle Response to Positive and Negative Emotional Stimuli", *Psychophysiology* 16 (1979): 561-71.
6. Langたちは、クモ恐怖症の人を研究して、恐ろしいシーンを思い浮かべているときは、中立的なシーンを思い浮かべているときと比較して、ストレス反応性が大きくなることを見いだしました。また、さまざまなイメージについての自己申告による恐怖の評定と、心拍数の変化とのあいだに高い相関関係が見られました。Lang, "A Bio-Informational Theory of Emotional Imagery" を参照のこと。

7. S. L. Rauch et al., "A Symptom Provocation Study of Post-Traumatic Stress Disorder Using Positron Emission Tomography and Script-Driven Imagery", *Archives of General Psychiatry* 53 (1996): 380-87. R. Bryant and A. Harvey, "Visual Imagery in Posttraumatic Stress Disorder", *Journal of Trauma and Stress* 9 (1996): 613-19.
8. Joseph Wolpe, *Psychotherapy by Reciprocal Inhibition* (Stanford, Calif.: Stanford University Press, 1958). (ウォルピ『逆制止による心理療法』　金久卓也監訳　誠信書房　1977)
9. この研究や、イメージに関するそのほかの実験的所見については、M. Rossman, *Healing Yourself: A Step-By-Step Program for Better Health Through 1lnagery* (New York: Pocket Books, 1987)(ロスマン『イメージの治癒力　自分で治す医学』田中万里子、西沢哲訳　日本教文社　1991)を参照してください。
10. K. Syrjala et al., "Relaxation and Imagery and Cognitive-Behavioral Training Reduce Pain During Cancer Treatment: A Controlled Clinical Trial", *Pain* 63 (1995): 189-98.
11. B. Gruber et al., "Immune System and Psychological Changes in Metastatic Breast Cancer Patients Using Relaxation and Guided Imagery: A Pilot Study," *Scandinavian Journal of Behavior Therapy* 17 (1988): 25-46.
12. L. Gottschalk et al., "The Effects of Anxiety and Hostility in Silent Mentation on Localized Cerebral Glucose Metabolism", *Comprehensive Psychiatry* 33 (1992): 52-59.
13. S. Kosslyn and W. Thompson, "Shared Mechanisms in Visual Imagery and Visual Perception: Insights from Cognitive Neuroscience", in *The New Cognitive Neurosciences*, ed. M. Gazzaniga (Cambridge, Mass.: MIT Press, 2000).

第11章

1. 生物学と音楽についての最新の科学的所見をまとめた文献として、P. Gray et al., "The Music of Nature and the Nature of Music", *Science* 291 (2001): 52-56があります。
2. Howard Gardner, *Frames of Mind: The Theory of Multiple Intelligences* (New York: Basic Books, 1993).
3. Gray et al., "The Music of Nature and the Nature of Music".
4. 同上。
5. 同上。
6. G. Cook, "Wired for Sound", *The Boston Globe*, April 15, 2001, 6-7.
7. David Chandler "Ancient Note Music as a Bridge Between the Species", *The Boston Globe*, January 5, 2001.
8. R. Thayer, *The Origin of Everyday Moods* (New York: Oxford University Press, 1996). (セイヤー『毎日を気分よく過ごすために』本明寛監訳　三田出版会　1997)。Thayerは気分とその管理について、非常にすぐれた研究をしています。

9. David Sobel and Robert Ornstein, *Healthy Pleasures* (Reading, Mass.: Addison Wesley, 1989).（オーンスタイン，ソーベル『ヘルシー・プレジャー ― 病は気から』大島清訳　TBSブリタニカ　1991)。
10. David Sobel and Robert Ornstein, *The Healthy Mind. Healthy Body Handbook* (LOS Altos. Calif.: DRx, 1996).
11. 同上。
12. 同上。
13. 同上。
14. P. Gray et al., "The Music of Nature and the Nature of Music".
15. A Goldstem "Thrills in Response to Music and Other Stimuli", *Physiological Psychology* 8 (1980): 126-29.
16. リラクセーション反応と音楽が脳波の活動性におよぼす影響についての予備的な所見を、2001年5月3日から5日にハーヴァード医科大学で開催された、「科学と心身医学」と題する学会で発表しました。
17. 高照度光に関する科学的所見をまとめた文献として、R. Lam, ed., *Seasonal Affective Disorder and Beyond: Light Treatment for SAD and Non-SAD Conditions* (Washington, D.C.: American Psychiatric Press, 1998) があります。
18. A. Wirz-Justice, "Beginning to See the Light", *Archives of General Psychiatry* 55 (1998): 861-62. SAD患者に見られる気分の季節変動は、抑うつのない正常な人たちにもある程度の範囲で見られる習性が極端にあらわれたものかもしれません。
19. S. Kasper et al., "Epidemiological Findings of Seasonal Changes in Mood and Behavior", *Archives of General Psychiatry* 46 (1989): 823-27.
20. Lam, Seasonal Affective Disorder and Beyond.
21. Wirz-Justice, "Beginning to See the Light".
22. T. Wehr, "A Clock for All Seasons," in R. Buijs et al., *Progress in Brain Research* 11 (1966).
23. 同上。私たちは、そうした本来的な、光と暗闇の変化に対する季節的な反応をいまも保持していますが、その反応は、室内環境、照明の調節、交替制の仕事、空の旅などによって邪魔されています。私たちは純粋な自然光ではなく室内の人工照明を浴びていますし、夜間照明のため真の暗闇にさらされる機会も事実上ありません。このような、概日リズムのペースメーカーに対する光の作用の混乱が、おそらくはセロトニンなど気分に関与する神経伝達物質のバランスのくずれを介して、影響を受けやすい人たちのあいだで、気分の季節変動傾向の増加を引き起こしているのだろうと考えられています。
24. メラトニンと睡眠と体温の関係についての考察は、Gregg Jacobs, *Say Good Night to Insomnia* (New York: Henry Holt, 1999)を参照してください。
25. J. Brody, "Persuading Potatoes to Get Off the Couches", *The New York Times*, February 2, 1999,

26. K. Cullen, "The childhood Obesity Epidemic", *The Boston Globe*, October 3, 2000.
27. 同上。
28. 同上。
29. 同上。
30. Brody, "Persuading Potatoes to Get Off the Couches".
31. 同上。
32. 同上。
33. F. Booth et al., "Waging War in Modern Chronic Diseases: Primary Prevention Through Exercise Biology", *Journal of Applied Physiology* 88 (2000): 774-87.
34. 体を動かすことで得られる多数の恩恵については、P. Fentem, "Exercise in Disease Prevention", British Medical Bulletin 48 (1992): 630-50を参照してください。体を動かすライフスタイルを採用すれば、ほとんどの慢性病を予防し、あらゆる慢性病にいい影響をあたえ、罹病率を下げて、寿命を延ばし体力を増進させて、ヘルスケアにかかるコストを大幅に減らすことができます。
35. Brody, "Persuading Potatoes to Get Off the Couches".
36. Thayer, *The Origin of Everyday Moods.*（『毎日を気分よく過ごすために』）
37. 同上。
38. 同上。
39. David Sobel and Robert Ornstein, *The Healthy Mind, Healthy Body Handbook.*
40. M. Babyak, et al., "Exercise Treatment for Major Depression: Maintenance of Therapeutic Benefit at 10 Months," *Psychsomatic Medicine* 62 (2000): 633-38.
41. D. Kong, "Exercise Seen Boosting Children's Brain Function", *The Boston Globe*, November 9, 1999.
42. Jacobs, *Say Good Night to Insomnia.*
43. 同上。
44. I-Min. Lee et al., "Physical Activity and Coronary Heart Disease in Women," *Journal of the American Medical Association* 285 (2001): 1447-54.

第12章

1. Anthony Storrは著書*Solitude: A Return to the Self* (New York: Ballantine, 1988)（ストー『孤独 — 自己への回帰』森省二、吉野要監訳　創元社　1994）のなかで、現代の心理療法家は、情動的成熟の基準として、ほかの人とのあいだに「対等の立場で成熟した関係をつくり」、意義のある安定したアタッチメントを形成する能力をもちいてきたと書いています。人間は社会的な生きものなので、親密な人間関係は主要な幸福のみなもとであると広く信じられています。しかしストーは、デカルト、ニュートン、カントをはじめ多数の創造的な人たちが、人と親密な関係をもたなかったと指摘し、孤独は彼らの創造的才能の重要な構成要素だったのかもしれないと述べてい

ます。心理療法家は少数の例外を除いて、1人でいる能力もまた情動的成熟の一面だということを考慮していません。1人でいる能力は、長年にわたって築きあげられる内的な安全確保の構成要素の1つですが、ストーは、それだけではなく、孤独は脳が最適に機能するために必要な適応であると考えています。そして、「一人で想像をめぐらせる」ことを楽しむ子どものなかから、創造的な潜在能力を開花させる子どもが出てくる可能性があるので、子どもには孤独になる時間と機会をあたえるようにすべきだと述べています。

2. リラクセーション反応を誘いだすさまざまなリラクセーション法は、リラクセーションを促進する手段として、孤独と感覚の制限をそれぞれ独自に組み入れています。自律訓練法で用いられている条件は、感覚信号の出入りをかなり減少させます。その意味で自律訓練法は自己誘導的な感覚遮断であると理解することができます。バイオフィードバック法は通常、刺激をほどほどに少なくした環境で実施されます。漸進的筋弛緩法の学習は、理想的には防音設備をほどこした部屋で、それがむずかしい場合は、視覚刺激や聴覚刺激が少ない環境でおこなわれます。感覚の制限やさまざまなリラクセーション法の実際については、Peter Suedfeld, *Restricted Environmental Stimulation: Research and Clinical Applications* (New York: Wiley and Sons, 1980) を参照してください。

3. G. D. Jacobs, R. Heilbronner, and J. Stanley "The Effects of Short Term Flotation Rest on Relaxation: A Controlled Study", *Health Psychology* 3 (1984): 99-112を参照してください。「感覚遮断」に関する初期の科学文献のほとんどは、感覚遮断に退屈、不安、あるいは幻覚などのネガティヴな作用があると報告していました。しかしそのような所見は再現性がなく、その後の研究で、実験の条件（居心地の悪いセッティング、実験者がネガティヴな予想をもっていてそれが被験者に伝わっていたなど）によって大きく偏向されていたことが実証されました。感覚制限の環境を快適に設定し、ネガティヴな予想を誘発しないように注意を払った、その後の研究では、感覚遮断はポジティヴにかつ治療的に作用したと報告されています。のちに刺激制限療法として知られるようになった方法の世界的権威であるPeter Suedfeldは、孤独と孤立分離の利点について詳細に書いています。孤独や感覚刺激を少なくした環境が、瞑想やそのほかのリラクセーション療法に似た治療的効果を生むことは、彼の研究においても、そのほかの研究でも、説得力をもって実証されています。Suedfeld, *Restricted Environmental Stimulation*を参照のこと。

4. マートンはおそらくもっとも詩的な孤独の提唱者だろうとSuedfeldは述べています。マートンは荒野で修行をした大昔の教祖たちとヨーロッパや東洋の僧たちの類似点を比較して、宗教生活に寄与する因子としての孤独の役割を強調しています。一般人向け、あるいは聖職者向けの宗教上の修養会で、孤独が取り入れられているのも同じ理由からです。

5. Aaron Katcher et al., "Looking Talking and Blood Pressure: The Physiological Consequences of Interaction with the Living Environment", in A. H. Katcher, and A.

M. Beck, eds., *New Perspectives on Our Lives with Animal Companions* (Philadelphia: University of Pennsylvania Press, 1983)（キャッチャー，ベック編著『コンパニオン・アニマル — 人と動物のきずなを求めて』コンパニオンアニマル研究会訳　誠信書房　1994）。Katcherの考えによれば、自然を眺めるとリラックスするのは、自然が私たちの注意を外に向けさせて思考の流れを妨げ、夢想状態を生じさせるためです。この夢想状態は、リラクセーション反応の最中や、海を眺めているとき、あるいは火を前にして座っているときに感じるリラクセーションに似ています。火は、自然の刺激の多くがそうであるように、つねに違いますが、つねに同じです。炎はたえず形を変え、丸太は燃えて照り輝きますが、ある火と次の火は区別できません。火の美しさは注意を引きつけます。ふいに燃えあがる炎や、白熱した炭の輝きはたえず目新しさをもたらしますが、それにもかかわらずつねに同じです。美しさと単調さ、新奇性と恒常性の組み合わせが私たちの注意を引きつけて、〈太古の心〉の深く落ち着いた状態を誘いだし、私たちに活力をあたえ蘇生させるのです。

6. R. S. Ulrich "View Through a Window May Influence Recovery from Surgery", *Science* 224 (1984): 420-21.

7. 景観に対する反応が進化の結果であるという議論については、G. H. Orians and J. H. Heerwagen, "Evolved Responses to Landscapes" in *The Adapted Mind*, ed. J. H. Barkow, L. Cosmides, and J. Tooby, (New York: Oxford University Press, 1998) を参照してください。

8. 同上。

9. 進化心理学者のGordon OriansおよびJudith Heerwagenによれば、生息地選択には環境の重要な特徴に対する情動反応がともないます。そのような特徴はポジティヴな情動やネガティヴな情動を誘発し、それによって生物個体がある生息地を拒否するか、探査するか、そこに落ち着くかが決まります。ある生息地によってポジティヴな情動の状態が引き起こされる能力は、生物個体の生存や繁殖成功の期待度と正の相関をするように進化するものと思われます。これについては前掲書を参照してください。

10. Associated Press article "Extinction Risk Mounting" by Mara Bellab, *The Boston Globe*, September 29, 2000.

付録A　生理と脳

ニューロンと神経伝達物質

3つの脳（爬虫類脳、哺乳類脳、新皮質）は、およそ1000億個の「ニューロン」と呼ばれる細胞からなっています。脳の基本単位であるニューロンは、微小な電気化学的エネルギーの高まりを、シナプスと呼ばれる結合部を越えて次のニューロンに伝達します。各ニューロンはシナプスを介して何千個というほかのニューロンと結合し、クリスマスツリーのライトのようにつながった神経路を形成しています。たった1つの思考にも、何百万個というニューロンとおそらくは何兆個というシナプスを通る電気化学的信号が関係しています。

ニューロンどうしの交信を可能にしている化学メッセンジャーは、「神経伝達物質」と呼ばれています。情動に関係する重要な神経伝達物質には、セロトニン、アドレナリン、ノルアドレナリン、ドーパミン、ＧＡＢＡ、エンドルフィンがあります。神経伝達物質には、脳構造を活性化させる興奮性の神経伝達物質と、脳構造を静める抑制性の神経伝達物質があります。気分にもっとも関係するのはセロトニンとノルアドレナリンです。セロトニンは扁桃体を静めて攻撃性を抑え、不安を緩和し、気分を高めます。プロザックなどのタイプの抗うつ剤は、脳内のセロトニン供給量を増加させることによって、気分を高める効果を発揮します。ノルアドレナリンは注意や覚醒に関与し、疲労感を少なくするほか、ストレス反応にも関係しています。ＧＡＢＡは抑制性の神経伝達物質ですが、扁桃体を不活性化することによって不安を減少させるので、これも気分にとって重要です。ヴァリウムなど抗不安薬の多くは、ＧＡＢＡの濃度を増加させることによって鎮静効果を発揮します。ドーパミンは快感に関係しています。エンドルフィンは脳内で分泌されるアヘンで、快感に関与しており、愛情や愛着（アタッチメント）にも関係している可能性があります。

オキシトシン、プロラクチンなどのホルモンも、情動に関係しています。オキシトシンは性的行動や愛着、愛情に関係しています。プロラクチンは授乳期の母親に分泌が見られるホルモンで、母親が授乳中に感じる静かで落ち着いた気持に関与しているのではないかと考えられています。

爬虫類脳

爬虫類脳すなわち脳幹は、2つの基本的な機能をになっています。脳幹の上部は感覚入力を受けとって、それを上方の視床に送りだしています。下部は筋肉や器官や腺に運動指令を送っています。爬虫類脳は網様体を通して覚醒にも重要な役割を果たしています。爬虫類脳がなかったら、私たちは意識をもつことができないでしょう。

哺乳類脳

哺乳類脳は、扁桃体、海馬、帯状回、視床、視床下部、それに前頭前皮質の一部な

ど、多数の脳構造からなっています。専門的に言うと視床と視床下部は哺乳類脳よりも古いので、爬虫類脳の一部とみなすこともできますが、人間の脳で高度に発達し、また情動に大きな役割を果たしているため、哺乳類脳に属するとみなすことができます。哺乳類脳は、爬虫類脳の嗅球から生じたもので、もとは「嗅脳」と呼ばれていました。哺乳類脳は系統発生的に古い二層の辺縁皮質からなり、それよりも系統発生的に新しい新皮質のすぐ下に位置しています。帯状回などの辺縁系の皮質領域は、新皮質の連合領域から直接入力を受けています。

哺乳類脳は、爬虫類脳と新皮質のあいだで伝達されるすべての情動について、その情動的な重要性を評価、統合します。また、爬虫類脳に「闘争か逃走か」反応などの基本的な情動反応を起こさせる信号を送り、新皮質には感情や表情を生じさせる信号を送るというかたちで、情動的行動を指令します。哺乳類脳は情動的意識の座なので、情動を通して動機を駆動するエンジンだと言えます。

視床は、脳に入ってくる感覚情報を構成して綿密に仕上げ、その情報を２つの経路——扁桃体に向かう下行路と、新皮質に向かう上行路を通して中継します。この２つの神経路はそれぞれ、視床扁桃体路、視床皮質路と呼ばれています。感覚刺激が視床皮質路を通って新皮質に入り、意識的な気づきにいたるには、網様体による覚醒が必要なので、すべての感覚刺激が意識されるわけではありません。視床下部は視床から直接、感覚および情動の入力を受け、情動に関係する身体反応をコントロールし、新皮質と連絡をとりあいます。視床下部は情動や動機に重要なので、脳のあらゆる部位とつながっています。

扁桃体は、下行路を通して視床から感覚情報を受けとって、それをおおまかにまとめ、情動的な重要性を判定する情報処理をおこない、脳幹と新皮質に信号を伝達します。扁桃体は脳のほぼすべての部位とつながりをもっているので、思考や知覚、記憶、運動にも、ストレス反応にも影響をおよぼします。また、爬虫類脳にアドレナリンやドーパミンの産生を指令することによって、覚醒状態や集中力にも影響をおよぼします。また扁桃体は、皮質からもメッセージを受けているので、下位の脳領域と上位の脳領域の両者を介して情動刺激をモニターすることができます。

扁桃体はある情動刺激を重要あるいは危険と判断すると、視床下部を作動させて、ストレス反応を自動的に生じさせます。同時に網様体に指令して十分な覚醒を生じさせ、重要な情動刺激が確実に皮質に届き、前頭前野のワーキングメモリに入って意識的な気づきにいたるようにします。前頭前野は届いた感覚刺激を入念に修正し、扁桃体の反応を調整します。

海馬はおもに記憶に関与しています。しかし海馬が担当しているのは事実にもとづく記憶であり、情動記憶ではないので、情動については、海馬は扁桃体ほど顕著な役割は果たしていません。

哺乳類脳と新皮質は、ある程度たがいに区別される神経システムをなしています。使う言葉もちがっているため（一方は感情で語り、もう一方は言語で語るため）、「情動の脳」、「言葉の脳」と表現されることもあります。実際、ポール・マクリーンの

「三位一体の脳」説では、それぞれの脳が独自の時空間感覚をもっているとされています。そのような理由から、この2つの脳はつねにコミュニケーションがうまくとれるとはかぎりません。新皮質はフィーリングや直観といったものごとの把握のしかた――感情の論法――を理解するのが苦手です。この2つの脳のあいだには相互的な神経結合がありますが、哺乳類脳から新皮質にいたる経路のほうが、逆向きの経路よりも強いので、情動的な問題については、哺乳類脳のほうが新皮質に対して大きな影響力を行使できます。

新皮質

新皮質は感覚知覚を合成し情報をまとめて、私たちが世界を理解し、アイディアをもち、記号を使い、想像することを可能にしています。新皮質の特定の領域はそれぞれ特定の機能をになっています。たとえば視覚の情報処理は後頭葉、言語理解は側頭葉、注意や気づきは前頭葉の皮質にそれぞれ局在しています。しかしこれらの領域は、その機能の遂行をほかの脳構造に依存しているので、脳機能が特定の領域に局在しているという話は、額面どおりに受けとりすぎるべきではありません。

脳に入った感覚情報は、感覚情報の処理を専門とする一次皮質領域に送られ、統合、合成されて、連合野（二次皮質）の複雑な思考や知覚認識（すなわち意識を構成する基本的要素）になります。連合野はそこに記憶や情動情報を加味して、世界についての知覚認識や意識的思考をつくりだします。

ここで重要なのは、運動および感覚の情報処理にあたっている領域や、言語などのタスクの実行に関与している領域の多くは意識をともなわないということです。たとえば一次皮質領域に到達する感覚情報は、一次視覚野であれば線や形や色といったラフな視覚的印象であり、そのままで意識されることはなく、そこから複雑な意識的知覚に統合されます。したがって、「意識がある」ことと新皮質を同一視するのは正確さに欠けます。

新皮質は2つの脳半球からなっています。左半球が言語、数学、分析的・逐次的なタスクなどに特化しているのに対し、右半球は独自の非言語的アウェアネスをもち、空間的タスクや距離の知覚、音楽などに特化しています。しかし2つの脳半球はたがいに情報を引きだしています。ほとんどの高次精神機能には両半球が、同等ではなくても、ともに関与しているので、意識は両半球の働きが統合された結果であると言えます。

頭頂皮質と、その一部である特化した定位連合皮質は、周囲の世界との行動的相互作用に関与します。これらは完成したセルフイメージや、物体の空間的な位置の判断に不可欠です。ベースライン状態にあるときの人間の脳に見られる特徴の1つは、頭頂皮質に活動性があることですが、それは頭頂皮質が外部の刺激に耳を澄まし、それを自分との関係において解釈しているためです。左の定位皮質が主観的な自己感をつくりだし、右の定位皮質はその自己が自己を定位する空間的コンテクストを生みだします。

前頭前皮質は多数の複雑な機能を実行しており、いくつかの領域に分かれています。前頭前皮質は、ほかの皮質領域から入ってくる情報を合成し、それら諸領域の機能の調整をはかり、ほかの皮質領域からの情報を認識やアイディアにまとめあげることに、重要な役割を果たしています。また、爬虫類脳や哺乳類脳からも情報を集めてそれを統合しています。したがって前頭前皮質はほかのどの皮質領域よりも、多数の脳部位と連絡しています。

前頭前皮質は扁桃体と相互に連絡しているため、情動的行動のプラニングと実行にもかかわっています。また目標の追求に際して、知覚のとりまとめをします。前頭前皮質は、哺乳類脳が生みだす衝動や迅速な情動反応を調整し、より適切な反応にいたるように修正します。具体的には、情動刺激を評価し、選択肢を考慮、比較したうえで情動反応をプラニングし、爬虫類脳と哺乳類脳に信号を送り返すことによってそれを開始させます。そのおかげで情動行動に融通性をもたせることができます。前頭前皮質には、前頭前野内側部、前部帯状回、眼窩前頭皮質など、扁桃体との結合を通して情動行動に関与している領域がいくつかあります。また、前頭前野外側部、背外側部など、結果の予測、行動の優先順位づけといった高度な認知機能に関与している領域もあります。

意識とその属性――想像上のシナリオを組み立てる、仮説を立てる、理論化する、シンボル化するといった属性は、ワーキングメモリに依拠しています。ワーキングメモリは前頭前皮質のバッファーないしは一時的な貯蔵スペースのようなもので、情報を保持して抽象的に操作することを可能にしています。ワーキングメモリは立案や決定に寄与する能動的な情報処理メカニズムとして、注意の集中、思考、感じとること、推論などに用いられています。

ワーキングメモリはみずからの知覚認識を内省する能力においても決定的に重要です。ワーキングメモリはいくつかの異なる思考を同時に心にとどめることを可能にするので、私たちは現在からオフラインになって、いくつかの思考を抽象的な１つにまとめ、過去、現在、未来についてのシンボリックな表象にすることができます。ワーキングメモリは、いま注意を向けているものごとや、考えているものごとからなっています。この意味で、意識とはワーキングメモリにあるものに対する気づき（アウェアネス）だと言えます。たとえば感情は、ワーキングメモリに登録された情動に対する意識的気づきです。

ワーキングメモリは長期記憶や短期記憶と連絡しています。私たちが認識したり考えたりすることの大部分は過去の記憶にもとづいているので、ワーキングメモリは長期記憶や、そのとき短期記憶にある情報とのやりとりによって成立しています。ワーキングメモリは、自分の思考や行動を過去や未来との関係においてモニターする能力を私たちにあたえています。ワーキングメモリの重要な特徴は言語です。言語は、経験を記号的にカテゴリー化してラベルをつけ、抽象的、記号的な世界の表象をつくりだすことを可能にしています。この能力がなければ、意識的思考は不可能になるでしょう。

ワーキングメモリは自分自身を時間的に前や後に置くことを可能にしますが、このことは自己感にとって決定的に重要です。私たちが時間や空間との関係において自己を意識するのは、ワーキングメモリにおいてです。鏡を見てみずからを認識する能力は、自分のイメージをワーキングメモリに保持し、そのイメージを過去のイメージや記憶と結びつけ、「あれは私だ」という思考を意識的にもつ能力に依拠しています。ワーキングメモリがなければ、個人の来歴についての記憶も、過去や未来の感覚もなく、したがって自己のコンテクストや連続性もないでしょう。自己感や、時間感覚や、内部のモノローグが失われる、あるいは変化するということは、ワーキングメモリ内の処理や情報の内容が変化するということなのです。

付録B　ストレスが健康におよぼす影響

ストレスには、生物が要求を課せられたとき脳内ではじまる複雑な生物学的、化学的な反応がともないます。ストレスにさらされると、視床下部からCRH［副腎皮質刺激ホルモン放出ホルモン］と呼ばれるホルモンが放出され、それが下垂体に作用して、ACTH［副腎皮質刺激ホルモン］というホルモンを血中に分泌させます。そしてそのACTHが副腎に作用して、コルチゾール、コーチゾン、カテコールアミン（アドレナリン、ノルアドレナリン）などのホルモンを血中に分泌させます。カテコールアミンは自律神経系を刺激し（その結果として心臓血管系、呼吸器系、骨格筋の活動性が高められ、覚醒状態やエネルギーが上昇し、心臓や肺の血流量が増加し、摂食活動や性的活動が抑制されます）、また脳幹、扁桃体、前頭前皮質など脳内のさまざまな領域を覚醒させます。このような神経内分泌の変化は、ストレスに対する神経系の適応的な反応の一部で、身体を守るのですが、あまりにも頻繁に起こると神経系を過剰に消耗させます。過剰なストレス反応が長く続くと病気が誘発されて、認知や情動や生理に障害が出ることもあります。

ストレスが中枢神経系と免疫系のつながりを通して免疫機能に影響をおよぼすことは、多様な研究によって示されています。このようなつながりの例としては、免疫系の胸腺に分布する多数の神経終末のネットワークや、脾臓、骨髄、リンパ節に豊富に分布する神経などがあげられます。また免疫系の細胞も、神経系からの化学的信号に応答する能力を備えているようです。具体的にはリンパ球の表面に、たとえばアドレナリンなど、神経系がかかわるさまざまなホルモンのレセプターがあります。ストレスは、このような免疫系と神経系の結びつきを通して、感染症や自己免疫疾患に対する抵抗力や感受性に影響をおよぼし、おそらくは癌転移のスピードにも影響をおよぼします。またコルチゾールとカテコールアミンはともに免疫系の機能を抑制するので、ストレスは免疫機能にも影響をおよぼします。コルチゾールのレベルが高いと、脾臓や胸腺が小さくなってしまうこともあります。ストレスが臨床的に問題になるほどの影響を免疫系におよぼすかどうかはまだわかっていませんが、ストレスと免疫機能のあいだに関係があることは確かです。

心臓血管系の病気

ストレスによって血中に放出されるコレステロールが蓄積すると、心疾患の原因になります。ストレスがあると血圧が上がり（コルチゾールの濃度が慢性的に高いと、腎臓が刺激されて、血圧を上げるレニンというホルモンが産出されます）、冠状動脈が収縮し、血液がねばねばになりやすいので、高血圧や心臓発作につながることがあります。ストレスは、カテコールアミンによる不整脈の影響から心臓突然死を引き起こすこともあります。また、心臓が血液を拍出する効率をそこない、その結果、血液がきちんと心臓に戻ってこない無症候性虚血という状態を起こすこともあります。心

臓の病気をかかえている人の場合は、日常にありふれた軽度のストレスでも心臓発作のきっかけになることが研究によって示されています。致命的な心臓発作、非致命的な心臓発作とも、そのうちの約15パーセントは、情動的なストレス、とくに怒り、不安、死別、抑うつが先行しているのです。またストレスは、アテローム性動脈硬化につながるプラークの形成を増悪させるという面でも、心疾患の一因になります。

敵愾心は心臓にダメージをあたえ、喫煙、高血圧、高コレステロールと同じくらいに強力な死亡率の予測因子になる場合があります。心疾患の発生の一因となったり、発生した心疾患を悪化させたりすることもあります。怒りが心臓発作のリスクを高めることは、研究によって示されています。長年にわたって怒りをくり返していると、慢性的な心拍数や血圧の上昇で心臓に無理がかかります。敵愾心の強い人が強くない人に比べて、50歳前に死亡する率が７倍も高いのはそのためです。

胃腸障害

ストレスは自律神経系の交感神経と副交感神経のバランスに影響をおよぼします。ストレスがかかると、「闘争か逃走か」に備えて血液が筋肉や心臓や肺に送られるため、胃腸の働きが低下します。このような変化のために、消化不良、胃痙攣、胃痛、腹痛、吐き気、過敏性腸症候群が起こることがあります。ストレスで食道の収縮が止まったり、不規則に収縮したりすることもあります。消化管全体の蠕動がそこなわれて、便秘や下痢が起こる場合もあるようです。また、消化管の潰瘍を起こし、潰瘍性大腸炎につながることもあります。

そのほかの健康問題

ストレスは不眠症、睡眠障害、それに頭痛とも関係しています。ストレスは慢性の疼痛を中心にさまざまなタイプの痛みを増悪させます。コルチゾールが過剰になると、海馬（記憶に重要な脳領域）の神経が進行性に失われるので、ストレスはアルツハイマー病の発生や進行にも関係している可能性があります。コルチゾールの過剰生産は、肝臓でのグルコースの過剰生産をまねきますが、そうすると血糖値が上がります。したがってストレスは１型糖尿病（インスリン依存性糖尿病）の発病を早め、２型糖尿病（インスリン非依存性糖尿病）の経過へ影響すると考えられており、また糖尿病患者の血糖値がストレスによって上昇することも示されています。ストレスだけで糖尿病になることはありませんが、ストレスは、食生活、遺伝などの要因と相互作用をし、糖尿病を悪化させる可能性が高いのです。また、重度の情動的ストレスが喘息と関連することや、ストレスが不妊に関係していることも知られています。

慢性的な不安をかかえている人や、悲観的な人、あるいは敵愾心の強い人は、喘息、関節炎、心疾患、潰瘍、頭痛など多数の病気にかかるリスクが通常の２倍です。このような病気にかかるリスクを２倍にするストレスの影響は、健康におよぼす影響の強さとして、喫煙や高コレステロールなどの従来から言われているリスク要因にほぼ匹敵します。社会的孤立というストレスのある人も、普通の２倍の罹病率や死亡率を示

しますが、この数値は、体を動かさないライフスタイルがおよぼす影響の強さとほぼ同じです。

ストレスは、不安、抑うつ、パニック障害、強迫性障害、心的外傷後ストレス障害などを含め、事実上すべての精神障害を起こす原因になるか、あるいは悪化の原因になります。これらの病気の発病に直接かかわる場合もあれば、長いあいだに悪化させる場合もあるのです。

ストレスが健康におよぼす広範囲な影響を考える際には、ストレスは多くの健康問題の発生にかかわっているが、おそらく単独の原因ではないということを認識する必要があります。たとえば、ストレスを受けている人は、アルコールを飲んでいたり、食生活や睡眠に問題があったり、運動不足だったり、煙草や薬物を常用していたりする率が高いのですが、これらはすべてストレスと相互作用して健康問題を生じさせる可能性があります。免疫系について言えば、高齢者など、もともと免疫系が弱い人のほうが、ストレスで病気にかかりやすくなる傾向が強いのです。それ以外の人の場合は、ストレスは健康問題を引き起こすというよりは、悪化させる原因になるのではないかと思われます。

付録C　リラクセーションのための台本

自律訓練法

自律訓練法は、ドイツのヨハネス・シュルツ博士が開発したリラクセーション法です。自律訓練法（autogenic training）のautogenicとは「自己誘導の（self-induced）」という意味です。自律訓練法では「あたたかい」「重い」という暗示を使ってリラクセーションを自己誘導します。次の台本はシュルツ博士のオリジナル版の自律訓練法を改変したものです。

眼を閉じて足の指と足に意識を集中してください。リラクセーションの波が足を伝わってくるのを感じてください。

リラクセーションの波がふくらはぎから腿を通って、おなか、胸、背中と伝わってきます。体から緊張が消えていくのを感じてください。リラクセーションは手、腕、肩へと流れています。そして首からあご、頬、目、額に向かいます。全身から緊張が消えていきます。

呼吸に意識を集中しましょう。呼吸がだんだん規則正しくなり、腹式呼吸になっていくのを感じてください。息を吸うとおなかがふくらみ、息を吐くとおなかがへこみます。吸うとふくらみ、吐くとへこみます。しばらく腹式呼吸に意識を集中しましょう。さきほどよりも規則正しい腹式呼吸になっています。

心がほかの考えにそれていったら、その考えをそっとどこかに行かせて、呼吸に意識を戻しましょう。息を吸うたび、「1つ」とか「リラックス」とか、同じ言葉を心のなかで言ってみるといいかもしれません。その言葉が、意識を集中する焦点になって、心が日常の思考にそれるのを防いでくれます。しばらく呼吸と言葉に集中しましょう。

呼吸がさらに規則正しい腹式呼吸になったところで、腕に意識を集中しましょう。腕に意識を集中しながら、心のなかでゆっくりと「腕が重い」とくり返してください。腕が重くなっていくイメージを思い浮かべてみるといいかもしれません。あと2回、「腕が重い」とゆっくりくり返しましょう。今度は脚に意識を集中し、「脚が重い」とゆっくりくり返してください。脚が重くなっていくイメージを思い浮かべるといいでしょう。あと2回、「脚が重い」とゆっくりくり返しましょう。

意識の集中を腕に戻して、「腕があたたかい」とゆっくりくり返してください。腕があたたかくなっていくのをイメージしてください。あと2回、「腕があたたかい」と、ゆっくりくり返しましょう。次は脚に集中して、「脚があたたかい」とゆっくりくり返し、脚があたたかくなっていくのをイメージしてください。あと2回、「脚があたたかい」と、ゆっくりくり返しましょう。

全身が重く、あたたかかく、リラックスしています。しばらくのあいだ、体中

どこにも緊張がないのを感じてください。静かにリラックスし、おだやかな気分です。

最後に自分のペースで、ゆっくりと深呼吸して、眼を開けましょう。

漸進的筋弛緩法

漸進的筋弛緩法はエドマンド・ジェイコブソン博士が開発し、著書『漸進的筋弛緩法（*Progressive Relaxation*）』で紹介したテクニックです。この方法では、全身の筋肉を緊張させてから脱力し、緊張と弛緩に対する気づきを高めて、リラクセーション反応を誘いだします。以下の台本はジェイコブソン博士のオリジナルな漸進的筋弛緩法を改変したものです。

眼を閉じて、意識を呼吸に集中してください。呼吸がゆったり、規則正しくなっていきます。息を吸うとおなかがふくらみ、息を吐くとおなかがへこむのを感じてください。しばらく呼吸に集中しましょう。

リラックスしたところで、右手のこぶしを握りしめてください。どんどん強く握りしめて、右手に力が入っているのを確認してください。その緊張を５秒ほど保ち、それから一気に力を抜いて、右手を弛緩させます。右手の弛緩した感覚に注意を向け、緊張との違いを感じます。左手も同様に、緊張・弛緩させます。

次は右腕を緊張させます。その緊張を５秒ほど維持して、緊張している感覚に注意を向けてください。そして緊張を一気に解き、右腕の弛緩した感覚に注意を集中します。その感覚と緊張との違いを意識します。左腕も同様に、緊張・弛緩させます。

次は右脚に集中します。右脚を緊張させ、緊張を保ち、それから一気に解きます。右脚の弛緩した感覚に注意を集中し、緊張との違いを意識します。左脚も同様に、緊張・弛緩させます。

いま筋肉は弛緩して、呼吸はさらにゆっくりと規則正しくなっています。ほかの考えに心がそれたら、体の弛緩した感覚に注意を戻しましょう。

次は腹部を緊張させます。その緊張を５秒間保って、腹部が緊張している感覚に注意を払います。その緊張を一気に解き、緊張と弛緩との違いを意識します。背中の筋肉も同様に緊張・弛緩させ、緊張と弛緩の違いに注意を向けます。首と肩、あご、頬、眼、額も同様に緊張・弛緩させ、それぞれ筋肉の緊張と弛緩の違いに意識を集中します。

数分間、体が弛緩しているのを感じます。ゆっくりとした規則正しい呼吸のパターンに注意を向けます。気を散らせる考えはすべて無視します。どんどん深くリラックスして、ゆったりと落ち着いた気持になります。しばらく弛緩に集中しましょう。

最後に自分のペースで、ゆっくりと深呼吸して、眼を開けます。